中医药院校特色通识教育读本

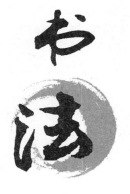# 书法

赏析

蔡贵彬　沈振荣　编著

潘华信　审稿

中国中医药出版社

·北京·

图书在版编目（CIP）数据

书法赏析 / 蔡贵彬，沈振荣编著 . —北京：中国中医药出版社，2017.4
中医药院校特色通识教育读本
ISBN 978-7-5132-3659-1

Ⅰ . ①书…　Ⅱ . ①蔡…②沈…　Ⅲ . ①汉字—书法—鉴赏—中国
Ⅳ . ① J292. 1

中国版本图书馆 CIP 数据核字（2016）第 231240 号

中国中医药出版社出版
北京市朝阳区北三环东路 28 号易亨大厦 16 层
邮政编码　100013
传真　01064405750
保定市中画美凯印刷有限公司印刷
各地新华书店经销
*
开本 710×1000　1/16　印张 16.25　字数 219 千字
2017 年 4 月第 1 版　2017 年 4 月第 1 次印刷
书号　ISBN 978-7-5132-3659-1
*
定价　49.00 元
网址　www.cptcm.com

社长热线　01064405720
购书热线　01064065415　01064065413
微信服务号　zgzyycbs
书店网址　csln.net/qksd/
官方微博　http：//e.weibo.com/cptcm
淘宝天猫网址　http：//zgzyycbs.tmall.com

总前言

　　《中医药院校特色通识教育读本》是由上海中医药大学联合安徽中医药大学作为发起单位，依托全国中医药高等教育学会教学管理研究会及教育科学研究会这一平台，吸纳相关中医药院校的专家共同完成。本系列读本首批出版9种，以后将逐步推出后续读本。

　　通识教育（博雅教育）的目的在于造就具备博学多识、通权达变、通情达理、眼光长远且兼备多种才能与优美情感的人才，属于高层次的文明教育和完备的人性教育。其核心在培养健全的"人"，其实质就是对自由与人文传统的继承。医乃仁术，更是人学。必要的文化基础、良好的科学素养是培养卓越中医药人才的关键，也是目前院校教育亟待加强的薄弱环节。诸如"夫医者须上知天文，下知地理，中通人事""博极医源，精勤不倦""发皇古义，融会新知""将赡才力，务在博见"等古训所言之意正是如此。因此，有必要从中医药人才职业发展特点出发，以优秀民族文化的独特视角，挖掘中医药文化的内核，帮助学生在成长过程中学会不断反思，唤醒其积极美好的"慧根"，真正静心思考生命的价值，从而最终达到个人发展、人格完善与职业终极目标的有机统一。

　　本系列读本围绕通识教育特点，以体现中医药院校学科特色为宗旨，立足中医药学科内涵规律及其独特的"审美"维度，在主题选取上既重视传统治学中有价值的瑰宝，又广泛涉及文学、历史、哲学和社会科学、自然科学基础等各个领域，努力做到传统与现代、东方与西方、人文社会学与医学科学等诸多因素的协调融合，从经史子集、古今中医名家的诗词书画著作赏析、人与社会的关系、现代科技发展动态等几个维度出发，满足读者获取知识、提高素养的要求。读本在语言风格上力求雅俗共赏、饱含情趣、详于叙事、略于说明，体现"学习尽在其中、情怀尽在其中，故事尽在其中"的写作特色。

令人感动的是，严世芸教授、王键教授等中医教育大家怀着对中医药事业的强烈使命感亲自参与策划，同时，各位作者在繁忙的教学和科研工作之余，仍以一腔热情，组成跨校、跨学科的共同体，潜心投入读本编写之中。首批读本的编写历时两年余，其间召集各类研讨活动二十余次，其编写过程本身就创造了一次次沉淀学术、积极思辨、凝练共识的机会。在此，对各位前辈和同道致以崇高的敬意。

期待通过读本写作这一纽带，引发大家对中医药教育和医学事业的深度思考，尤其希望获得各位读者的学习心得和智慧贡献，以致教学相长，共同进步。

上海中医药大学副校长
胡鸿毅
全国中医药高等教育学会常务理事、教学管理研究会理事长
2014 年 9 月

序　言

中医历来重视书法艺术，一张宣纸方笺，隽秀流畅的毛笔字迹，洋洋洒洒地简括了病者的症因脉治。治病之外，更给人以一种视觉上、心灵上美的艺术享受，也成了中医治病的传统特色之一。

中医重视书法艺术的优良传统，一百年前到达了高峰，以南方言，孟河医派的多位名家尤精熟于此，凭方配方，欣赏精美的书写，得到了广大民众的普遍赞许和推崇。然而，事物的发展往往由盛转衰。西学东渐之后，硬笔书写逐渐替代了软毫的毛笔，七八十年来，硬笔写字几乎断送了延绵两千余年颖毫传达信息的命运。近十年来，电脑进入千家万户，现今更是人人手持手机一部，总揽了与外界的联系和交流，不可避免地，汉字的书写跌入了低谷，毛笔写字与人们的日常生活愈行愈远，这对于我们民族而言，无疑是一种巨大的悲哀。

幸好，躬逢盛世，在国运赫赫的今日，社会上下都渐渐觉醒了，认识到传统文化精华的传承和发展，关联到我们民族和国家在与时俱进中的现实意义。而汉字书写则是传统文化精华传承的根本载体，是不可或缺的，国运的兴衰也由这个载体来反映。在电脑日益普及的今天，在人们的汉字书写水平日趋下降的同时，忽如一夜春风来，社会基层的许多角落里，耄耋老人和儿童青少操觚弄翰几成了一种风尚，社会上学习书法的暖流慢慢来到了，这是前所未见的大好现象，提示着书法振兴的历史时代即将来到。

上海中医药大学领导深感书法艺术是整个中医文化宝库中的一个重要组成部分，在中医文化中心的主持下，决定编写中医药院校的书法教材，把书法教育纳入正规的课程中，引导和培养学生重视书法艺术，写好汉字，使得千年来中医领域中擅长书法的这个优良传统，嬗递勿替，传承下去，发扬光大。

这本教材的蒇功是一种摸索、草创，具体由蔡贵彬、沈振荣两位先生执笔。他们是书学兼备、黾勉有加的书法教育工作者，为了完成这本意义重大的著作，他们精勤不倦，广搜博览，历时两年，寝馈其中，把博大精深的书法艺术加以概括，剖析源流，阐述名家，勾画了中国书法的一个概貌，特别补充了近代中医界中善于书法的名家，如秦伯未、程门雪、严苍山等，可引为中医学习书法的模式。

希望书法艺术的这朵奇葩，能在传统文化的百草园中，更加绚丽多彩，长盛不衰。

潘华信

2017 年 2 月

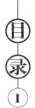
目　录

第一章　中国书法概论

第二章　中国书法简史

第三章　书法入门

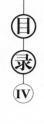

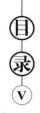

第一章

中国书法概论

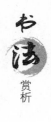

汉字书法是中华民族特有的传统文化。汉字的起源奏响了中国书法艺术的乐章。历经几千年的锤炼和发展，汉字书法的艺术语言极为丰富。书法可谓是中国美学的基础，正如林语堂先生所说："中国书法作为中国美学的基础，其中的全部含义将在研究中国绘画和建筑时进一步看到。在中国绘画的线条和构图上，在中国建筑的形式和结构上，我们将可以分辨出那些从中国书法发展起来的原则。正是这些韵律、形态、范围等基本概念给予了中国艺术的各种门类，比如诗歌、绘画、建筑、瓷器和房屋修饰，以基本的精神体系。"故而，书法本身即成为一门以美学为核心的独特艺术，举世无双。汉字书法的发展，一方面以日常生活的实用书写为基础，另一方面又以表达书写者本身的思想情感、精神面貌的意象美为目的。古人所谓"书如其人"，一语中的。清代刘熙载《艺概·书概》云："书者，如也，如其学，如其才，如其志，总之曰如其人而已。"

古往今来，书法艺术一直承载着中国人丰富的思想感情和审美趣味。汉字的象形性可以使国人在书写的过程中产生对汉字形体美的要求，由于这样的要求，使得书写者通过书法线条在有意无意间表达着书写者各自不同的意象美。汉字是思想情感和审美趣味表达的载体，实现书法美，要有一个书写的过程来连接，而这个过程却因人而异。因书写环境、生理、心理、情感表达、学养等因素的不同，我们今天所能看到的中国书法历史上灿若星空的书法艺术作品呈现出不同的美感，如王羲之《兰亭序》的秀逸洒脱美、颜真卿《祭侄文稿》的悲壮雄浑美，皆可谓超凡入圣。苏东坡的《寒食诗帖》"觉来落笔不经意，神妙独到秋毫颠"（《苏轼诗集》）则是"无意于佳乃佳"的妙造天成的美。等等这些，皆倾注了书家各自的思想情感，于点画线条中自然流露出审美意味。这些书法艺术杰作，同时也表现出书家的修为和学养。书法艺术作品能体现如此深刻的美妙，故书法在一定程度上比绘画更能亲近国人的心。国人对汉字书法艺术美的欣赏水平是与生俱来的，由于在日常生活中使用汉字，自然产生亲近感，由于这种亲近感而产生的对书法美的亲和力，使得每个中国人对汉字书法的美特别敏感。对书法产生共鸣的原因值得我们加以认识和思考，一方面是汉字的独特性，一方面是书写工具的特殊性。

汉字的独特性是指其结构的复杂和象形信息的注入，这有别于其他拼音字母文字的简单性。拼音字母文字通常是简单地朝着有规律的几个方向画线条书写，而汉字结构复杂、点画丰富多样，可谓"八面出锋"。运笔方向的应势出锋，在客观上增加了书写的难度，但汉字结体的丰富性和形象性形成了汉字的"画面感"，这是欣赏点。这种欣赏点不是如图画般的具象图形，而是具有想象空间的抽象性和意象性趣味。

书写工具是指毛笔、黑墨、宣纸、砚台，简称为笔、墨、纸、砚文房四宝。中国毛笔大约出现于商朝，有实物出土的战国笔杆用木或竹制成，笔头采用兔毫。汉代制作毛笔的工艺技术已达到很高的水平，汉墓出土的毛笔有的还锋颖整齐。之后，毛笔制作的工艺和材质不断变化，这与各时代书法艺术发展的风格和变化有关。

由于毛笔的柔软性和笔法的讲究，使得书法线条变化丰富。东汉蔡邕（133—192）说："……惟笔软则奇怪生焉。"毛笔书写的线条丰富而变化微妙，和汉字的复杂结构相结合，导入书写者书写过程情感美的节奏韵律，这是中国书法成为艺术的重要原因。

黑墨在白色宣纸上形成黑白对比，由于毛笔的柔软性和书写技法的融合等，使得黑墨线条在工艺制作很复杂的宣纸上能显现出"墨分五彩"的艺术效果。这里要强调的是，宣纸能敏感地抓住墨线，并能充分展现书法线条的质感美。

中国文化主静，艺术也展现其独特的静态美的精神面貌。在文房四宝中，砚台透着这一静态美的特征。一方砚台也透出书家禅意静观的人生信息，苏轼所谓"非人磨墨，似墨磨人"，直指心性修为。故笔、墨、纸、砚同样参与书法乐章的美妙和声。

汉字书法艺术的起源可追溯至新石器时代。仰韶文化、马家窑文化

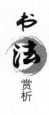

及龙山文化等原始文化的陶器上留存的装饰象形刻画符号即传递出书法美的信息。汉字起初被称作"文","文饰"线条装饰刻画于陶器上，可简可繁，经纬交错，极具装饰性，一直沿用至今。古人用具有美的信息的"文"来称汉字，汉字书法美的种子已被注入。由此可知，中国书法艺术与汉字的肇始可谓是同时的。

东汉许慎在《说文解字·叙》中说："古者庖牺氏之王天下也，仰则观象于天，俯则观法于地，视鸟兽之文，与地之宜，近取诸身，远取诸物，于是始作《易》八卦，以垂宪象。及神农氏结绳为治而统其事，庶业其繁，饰伪萌生。黄帝之史仓颉，见鸟兽蹄迒之迹，知分理之可相别异也，初造书契。"许慎指出，汉字是自然界万物的象形和指事符号，历史上的仓颉虽非文字的独创者，但因他对文字的整理有特殊贡献而被历史记传了下来。还有传说神农见嘉禾八穗而创八穗书，黄帝见紫气景云创作景云书，少昊作鸾凤书，帝尧作龟书等，而神农、黄帝、少昊、帝尧的书法作品皆属后人伪托，这些文字是否存在还是个谜。

文字学家通常认为，汉字形成大约是在夏代，而夏商之际形成了较为完整的文字体系。学术界公认，中国最早的古汉字是商代中后期的甲骨文和金文。从甲骨文的卜辞可以看出，当时古人很注重甲骨文书刻的美感，在一些练习书契的甲骨片里，其中有一片（《殷契粹编》1468号）内容为甲子到癸酉的干支文字，反反复复刻了好几次于甲骨板的正反面，其中有一行字刻得秀丽而行气贯通，其余字刻得歪斜不成字，行气也不贯通。郭沫若先生研究认为，这一行规整秀丽的字是指导教师所刻，其他几行是学生学习所刻的，在学生所刻的几行里又偶见数字一气贯通者，可视为老师一旁传授示范之迹。这虽然是郭沫若先生的推论，但我们认为是合理的。甲骨文书刻的美，说明当时古人十分注重书刻技巧的训练，并已把甲骨文作为载体来表达美了。这种体现美的要求，还体现于在一些甲骨片刻文点画线条里涂上朱砂或墨，还有甚至在同一片上填涂朱砂、黑墨两色。董作宾先生认为，甲骨文被涂以朱墨，是为了文字装潢美观，这与卜辞本身没有关系。这种现象在以后的青铜器和其他相关物品上也有，体现出对美的追求，这最初的求美意识深远地影响到今天的竹刻艺术、木刻艺术，以及现代书法刻字艺术。

甲骨文的"文"写作"众"，我们认为已具有文饰美的信息注入。郭沫若先生认为，在甲骨文刻文内嵌金，均属审美意识下所施之纹也，其效用与花纹同，中国以文字作为艺术品之习尚，当自此始。这一说也得到后来的学者如李泽厚等先生的认可。由此可见，甲骨文是中国文字和书法艺术的起源。

第二章

中国书法简史

　　书法指汉字的书写艺术，或称"书道"。有高深睿智、幽邃森严的理论法则指导，经几千年朝代鼎革，经篆、籀、隶、分、正、草、行的变化而书写艺术嬗递勿替一以贯之，且古今各种文字流派纷呈，各体璀璨而耀古烁今者，通揽寰宇，上下千年，唯我中华文字，堪称书法，举世罕有其匹。

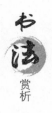

第一节　先秦书法

一、甲骨文

　　甲骨文是商朝宫廷占卜问事的记录，乃"卜辞"，也是历史的记录，1899年出土于河南安阳商王都遗址"殷墟"。这些古人刻写于各种动物骨甲上的记事文字，是研究商代文字、历史、文化最重要的资料，也是早期书法的代表（图2-1）。甲骨文被人从药材中发现，其后清人刘鹗等进

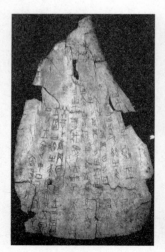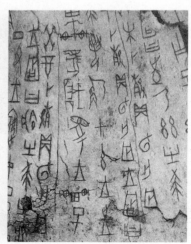

图2-1　甲骨文

行整理研究，成书《铁云藏龟》，甲骨文研究遂成专门之学。

甲骨文多用刀刻成，有先书后刻。从书法角度看，甲骨文已经具备了后世书法的用笔、章法、结字各要素，并已表现出某种书法的用笔特征。同时，在甲骨文中也发现了用墨或朱砂书写的文字，说明该时期已有毛笔类书写工具。这些朱砂和墨书写的文字，起止均显锋芒，笔画两端尖、中间粗，可视为书法最初的用笔形式，体现出书写工具柔韧且富有艺术表现力；章法上多纵成列，横有行和无行并存，疏密参差，变化多样；结字既有对称的，也有一字多样结构变化的，开合有度，方圆结合，表现出原始书法艺术形式的美。因以刀代笔，刻甲骨文点画不易圆转，故线条以方折为主，体现出瘦劲峻挺的美感特征。甲骨文复杂的组合同样也显示了多样而统一的艺术特征。

西周初期的甲骨文依然承袭着殷商晚期的风格，但更趋于精致纯熟，起讫用笔更加讲究，故有明显的用刀痕迹，有些笔画更注重修饰，甚或用双刀或多刀刻成，一丝不苟，更加完整精致和美观。这可从在山西省洪洞县坊堆村、北京市昌平区白浮村、陕西省岐山县凤雏村周遗址发现的西周时期甲骨文上看出其风格。

从甲骨文的艺术特点看，有清劲挺削的，有圆润厚实的，有纤秀委婉的，有纵放开张的，孕育了后世法书的书写风貌。

二、金文

金文是指铸造或刻凿在青铜器上的铭文，起称钟鼎文，因不能概括其他器物上的铭文，故概称为金文。

（一）商代金文

金文与甲骨文同期产生。商代早期的铜器纹样多为图腾族徽、图像文字，如商代早期的铜器"毌罍"上所刻的类似族徽图腾的文字要比甲骨文更多地表现了原始文字的象形意味。到盘庚迁殷之后，青铜器上才出现铭文，起初为二三字，到商末时，少数青铜器铭文多达数十字（图2-2）。商代金文多在母范上写刻，然后浇铸，操作工艺繁复。铸造后的笔画特征与甲骨文不同，线条饱满而又柔韧，点画交接处显点团状，较多保留了母范上的书法笔意，章法上自右向左行文

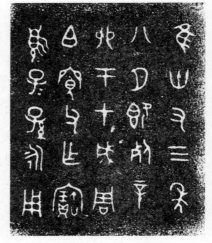

图 2-2　青铜器铭文

和竖列直书为最常见，审美上追求统一、对称和变化，相比甲骨文更为端庄、稳定，结体、笔画、气势恢宏凝重，表现出古朴典雅的艺术风格，直接影响了西周金文。

商代铭文的主要代表作有《后母戊鼎》（图2-3）、《小臣艅犀尊》（图2-4）、《戍嗣子鼎》等。《后母戊鼎》是商代后期作品，1939年在安阳出

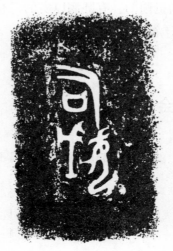

图 2-3　《后母戊鼎》

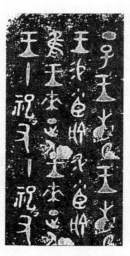

图 2-4　《小臣艅犀尊》

土，鼎腹内铸铭"后母戊"三字，为殷王祭祀母亲所作，此铭文大字，形体雄健而笔势均衡。《小臣艅犀尊》是殷墟金文晚期的代表作，清道光年间出土，罗振玉先生的《三代吉金文存》中有记录，铭文4行27字，记载了帝辛十五年征伐夷方巡省时，赐小臣艅以贝的事，点画用笔遒健。《戍嗣子鼎》亦为商代晚期金文，1959年于安阳出土，铭文3行30字，记录了殷王赐给戍嗣子贝二十朋的事，书风挺秀，用笔直露锋颖，偶有重按粗笔，行间疏密得当，开西周金文书法遒劲秀美一路书风。

另，殷商还有少量石刻铭文，如《殷墟妇好墓石磬刻字》有"妊冉入石"字样，书风婉转隽秀，笔画纤细，是我国石刻文字书法系统中最早的代表作品。

（二）西周时期金文

周武王灭商纣王，建立周朝。周朝分西周和东周，西周从公元前11世纪中叶到公元前771年，共275年。

西周是金文的鼎盛期，文字大部分都为铸造（直接在青铜器上刻字为东周时期）。孔子《论语》曰："郁郁乎文哉，吾从周。"西周统治阶级为维护统治，推行整套礼制，故在青铜器上颂扬祖德，刻功纪烈，并记录国家的重要文书和条约。这样，青铜器不仅数量大增，有些金文和陶文还要早于后来发现的甲骨文。

商朝末期至周朝初期的金文书写渐渐简化，起初的象形特征也逐渐蜕化，成为有规律的曲线，具有独立的审美价值。西周金文的艺术风格大致可分为三个发展时期。

前期的作品如《利簋》（图2-5），为西周武王时期金文，瑰丽沉雄，朴茂凝重，点画遒劲而峻拔，用笔起讫藏不露锋，时有粗厚用笔及点团饰其丽形，呈现整体线面的美感形式，运笔精致、纯熟，点画蕴藉，结体大小自然适宜，章法颇为谨严。《何尊》（图2-6）也是西周武王时期作品，全文风格通过笔意透出凝重、淳朴而缜密有致之感，结字随形生意，

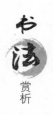

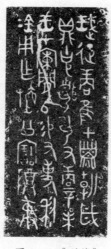

图 2-5 《利簋》

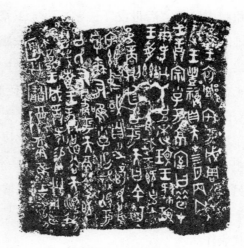

图 2-6 《何尊》

自然天趣，是周朝初期金文书法风格的典范。《康侯簋》是西周成王时期金文，铭文大字，笔势线条恣肆昂扬壮美，是周初金文的出彩之作。《大盂鼎》是西周康王时期的金文，出土时间为清光绪年间，铭文为大字，艺术风貌显现敦厚、工整、谨严之感，用笔起止锐圆且因势而异，有粗厚或点团笔画，形成其特有的书写节奏感。其点画特征在西周前期较为典型，显示其朴厚的时代书风，但这种粗厚点团用笔到西周中期逐渐淡化。

西周中期金文风格从瘦细挺拔的健劲笔法化出，并从金文初期的朴茂沉雄中走来而表现出典雅而平和的风貌，用笔酣畅、柔和，线条圆浑，装饰性意味渐淡，书写意味增强，行款章法疏朗自然。如《大克鼎》为西周孝王时期的金文，铭文共 18 行，前段有阳线格栏，后段格栏线在制范时被抹去了，该作用笔厚重挺健，结体壮实，《旬簋》风格与其相似。西周恭王时期的代表作是《墙盘》（图 2-7），铭文共 18 行，结体均衡，起讫均用藏锋笔法，点画圆润遒美，行气章法凝练，是该时期最为典型的经典作品。此外还有《卫鼎》《曶鼎》等，也是这一时期金文书法风格的代表作。

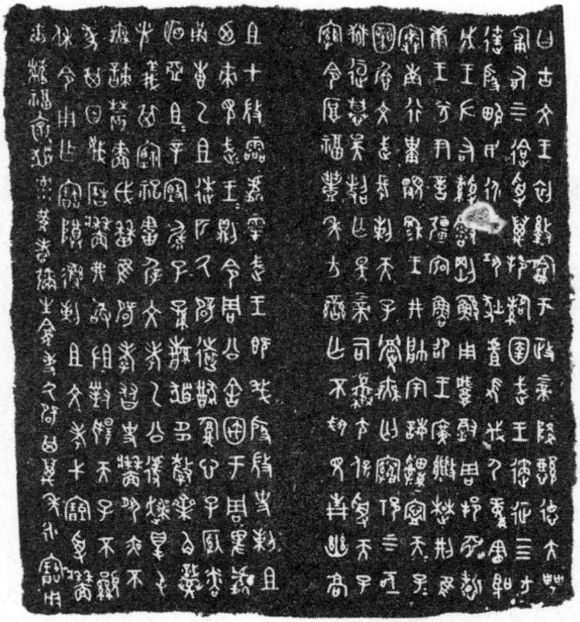

图 2-7 《墙盘》

西周晚期，金文书法风格已趋于成熟，点画由起初时期的粗细悬殊而趋向一致，然字形却更加自由，书法风格呈现多样化，显现出大篆成熟时期的风格面貌。代表作《散氏盘》（图 2-8）为西周厉王时期的金文，铭文 19 行 35 字，风格突出，结构多变，浑朴雄伟，用笔豪放厚重，重心偏低，结字壮美多姿，意趋横势，后世书家多以效之。《毛公鼎》（图 2-9）为西周宣王时期器物，铭文 32 行 497 字，为目前所见的西周最长的铭文，皇皇巨著，点画笔法精严圆润，结体略长，端整遒美，纵向随外形成弧状，尾有行无列，在

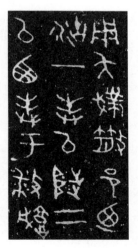

图 2-8 《散氏盘》

金文特有的高古凝重里别具奇逸飞动之姿态。《虢季子白盘》（图 2-10）也为宣王时期的金文，是西周晚期笔画向更简练、流畅方向发展的代表

作，其线条优美，行款空灵疏朗，显峻秀之美，作为这一时期大篆书体的代表，对以后秦系文字书法的发展产生了很深的影响，如《秦公簋》、石鼓文等。

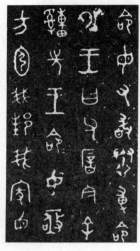

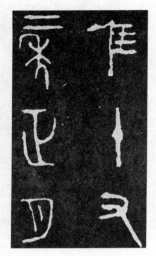

图 2-9 《毛公鼎》　　　　　　　　　图 2-10 《虢季子白盘》

总之，西周初期金文线条的肥瘦悬殊及点画呈方圆形状的团块，在西周晚期基本消失了，笔法线条的形式美追求显得纯粹起来，结体向方整化、平直化方向演化，书写风格或浑穆，或庄严，或简远，或峻秀，或豪放，极为丰富，形成西周金文书法艺术的辉煌，并深深影响了春秋战国时期金文书法艺术的发展。

（三）春秋战国时期金文

春秋战国时期，列国文字都有各自不同程度的发展，由于地理环境不同，呈现出浓厚的地域风格，简、帛等书的产生也大大推动着书法的发展。其中，齐系文字、燕系文字、晋系文字、楚系文字及秦系文字是这一时期书写风格的典型代表。

1. 齐系书风

齐系书法结体疏朗平整，笔法圆润细劲，承接西周晚期的金文书法风格，端庄中有灵动姿态，如《齐紫姬盘》《鲁伯愈父鬲》等。春秋中期至战国早期的书风（结体）逐渐由方整趋于颀长，由疏朗走向秀丽，如《齐侯盂》《陈曼簠》等。战国中晚期的齐系书风笔法趋于简率。

2. 燕系书风

燕国偏居北方，燕系书风呈现出北方特色，结体疏朗，用笔流畅，字体宛转妩媚且又率真，如《郾公匜》。战国早期铭文结体方整，朴实谨严，如《郾侯载簠》；晚期用笔简率，是典型战国书风，如《郾王职戟》等。

3. 晋系书风

晋国地处中原，文化先进，在文化上影响周边小国。最典型的《侯马盟书》（图2-11）为圭形的玉石片，侧锋起笔而中锋收笔，字形自然生动，与当时金文书风不同，有极强的连笔点画，线条的相互映带可视为这一时期"草篆"的典型特点。

4. 楚系书风

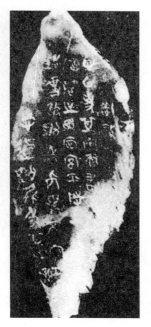

图 2-11 《侯马盟书》

春秋早期的楚系字如《楚公家钟》等，结体朴肆，行款自然错落，呈纵势。春秋中期至战国早期，楚系文字书风发生变化，如王子午鼎、曾侯乙编钟等青铜器物上的铭文，笔画屈曲宛转，有轻重快慢的节奏变化。到了战国晚期，楚系金文趋于简率。楚系书风在书法体系上有相当大的独立性。楚文化对后世影响很大，到汉代依然能见其迹。

另外，《越王勾践剑》上的铭文属鸟虫篆，因其具有极强的装饰性，亦有专家把它归入美术字。其以鸟、虫二体同铭，习惯上便称为"鸟虫篆"了。其亦为楚系文字。

5. 秦系书风

春秋早期的秦系文字承接西周晚期的传统，如《秦公钟》等，线条细匀劲健，与《虢季子白盘》书风相类。春秋中期至战国早期的秦系书风一如春秋早期，但亦有其特点，代表作有《秦公簋》（图2-12），书风面貌显示出风骨嶙峋，兀傲强悍之美，奠定之后的石鼓文及秦刻石之基础。

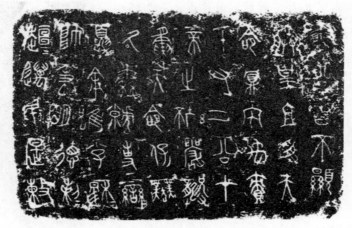

图2-12 《秦公簋》副本

🏵知识链接：秦陶文

秦陶文是春秋战国时期书法作品中不可忽视的作品，出土于陕西咸阳、临潼两地。陶文通常多用印戳按在陶器泥坯上，然后烧制而成，具有书法和印章的两重性，多出自民间工匠或是监工小吏之手。陶文往往篆隶混用，天趣自然，不拘一格，这也传递给我们一个信息——我国的古隶是战国时代在民间首先使用的。民间写手也对汉字书法艺术美有着独特的认识和体会，创作出了具有质朴美的陶文。民间书家所创造的陶文、缯书、竹木简书等一起渐渐冲击着官方的大篆书体，汉字书法艺术的变革便水到渠成，成为历史的必然。

三、石鼓文

石鼓文因刻于十枚鼓形的石材上而得名，也称"籀文"。又因它记载了田猎内容而被称为"猎碣文"。石鼓文是我国现存最早的石刻文字之一，通常认定它刻于春秋时期，被认为是中国书法艺术史上划时代的书法作品。石鼓是唐代初年在钟鼎石鼓之乡陕西凤翔被发现的。

石鼓文比起以前的金文来，汉字书法的书写性增强了，字形更规范，更注重完美性，无论线条结体和章法，都显得工整起来。它的书写性和流畅性一改以前金文中的团块"象物"性的滞重笔触，将金文原有的具有粗细对比的点画和或肥或瘦的笔画一并化解为唯美的统一匀细的线条，并将金文的繁简所产生的反差过大的字形加以整饬，使之更为规范，在笔画的定位上则尽量将线条安置在字形方整的外缘，使字形内部空间增加，显得宽博大气。石鼓文圆浑的线条、外拓的结体，与八分书的方截线条和内捩字体形成对比，成为书法艺术上两大流派之一外拓派的代表，如颜真卿的作品，怀素的草书线条亦多显篆籀笔意。尽管书体各异，但线条及结体合于圆浑与外拓的，皆可归入篆籀笔意。如此说来，石鼓文的原初艺术确实重大地影响并推动了中国书法艺术的发展。

石鼓文（图2-13）书风古茂自然、雍容和穆，线条圆融雄秀、畅达回环，前人对其多有评述。张怀瓘《书断》谓其"开阖古文，畅其纤锐，但折直劲迅，有如镂铁，而端姿旁逸，又婉润焉"。韩愈将之比作"珊瑚碧树交枝柯"。康有为在《广艺舟双楫》中说："若石鼓文如金钿落地，芝草团云，不烦整裁，自有奇采。体稍方扁，统观虫籀，是体相近。石鼓既为中国第一古物，亦当为书家第一法则也。"近代名家杨沂孙、吴大澂、吴昌硕等人之篆书作品均胎息于石鼓文，其中吴昌硕尤甚，"学篆好临石鼓，数十载从事于此"。

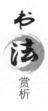

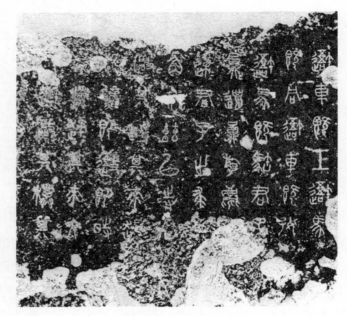

图 2-13　石鼓文

　　石鼓文在中国书法史上具有承前启后的重要地位，对后来的秦小篆产生很大影响。

第二节　秦汉书法

一、秦代书法

　　秦始皇灭六国后，推行"书同文"的政策，将前代正书字体整理为小篆，将草体字整理成隶书。秦始皇曾有四次东巡，也到全国各地巡察，在泰山、芝罘、会稽、碣石、琅琊、东观和峄山等处均以标准规范的小篆字体刻石，统称秦刻石，以纪其功绩而昭明天下，一是宣扬自己的丰功伟绩，一是推广新的正体文字——小篆。但时至今日，这些刻石历经劫难，大多湮没无存，只有琅琊台刻石尚有残块存留，后人要了解小篆书体，只有根据各种拓本，如《泰山刻石》（图 2-14）、《琅琊台刻石》（图 2-15）、《会稽刻石》（图 2-16）和《峄山刻石》（图 2-17）。

　　秦刻石是"书同文"政策的产物，在线条的书写上，自始至终粗细一样，简洁工稳。因汉字通常横画多于竖画，为预留横画排列的空间，小篆字形结体偏长，这样仿佛迎合了当时的审美要求，其书写规范，左右对称，如《泰山刻石》中，内、天等笔画少的字也大小一样。从书法艺术上看，小篆极端理性的书写通常会陷入刻板，但事实并非如此，小篆横画的等距分割为结体最后预留出了较多的空间，这样就形成了上紧下松的审美特征，也影响了以后楷书"先紧后松"一派的书风形成（这

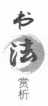

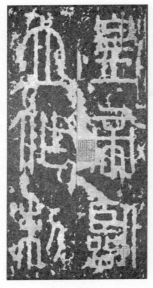

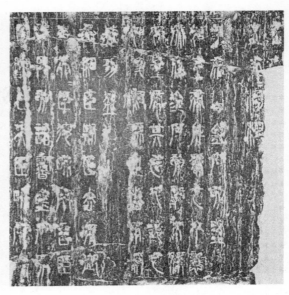

图 2-14 《泰山刻石》　　　　　　图 2-15 《琅琊台刻石》

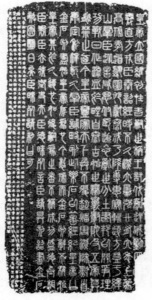

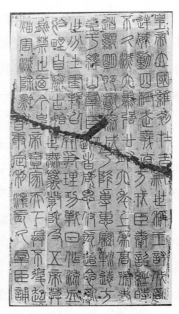

图 2-16 《会稽刻石》　　　　　　图 2-17 《峄山刻石》

在楷书技法部分我们再论）。在视觉习惯上，人们认为如果在构图的上方集聚重力，而下方呈升腾势，则空间感受强一些。如上下相等地分割空间，则会有重心下沉而造成不稳定之感，如果构成上紧下松则会带来视觉上的稳定感和美感，甚至会使人感到精神上的舒心。小篆书写的横竖映带处也变得更为润滑圆转，所谓化方为圆，使线条流畅而不呆板，使得在端庄劲挺的面貌中显示出静中有动的艺术美。

清·康有为的《广艺舟双楫》评"琅琊秦书，茂密苍深，当为极则"。王国维先生评《泰山石刻》"谨严深厚，径不过数分，而有寻丈之势，当为秦书之冠"。秦篆是中国书法史上不自觉时期的结束和自觉时期的开始。

二、汉代书法

西汉初，承继秦制，但隶变大潮动摇了官用书体小篆，原为小吏和民间流行的隶书地位渐渐提高，即使是高级的文书和重要典籍，都不再以小篆体书写，如长沙马王堆出土的《老子》乙本，临沂银雀山出土的《孙子兵法》和《孙膑兵法》（图2-18）等，皆以隶书体书写，这正反映出秦末汉初时，日用书体已经在向隶书体转变。

汉隶又称"八分"或"分书"。"八分"一词在汉魏已出现，历史上对其各有解说，如有认为"八分"是"八字造型相背"，有"割程隶八分取二分，割李篆二分取八分"说。或称有波挑者为"八分"，无波挑者为

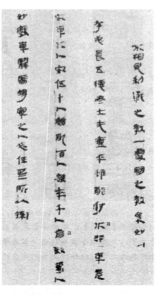

图2-18　银雀山出土
《孙膑兵法》

"隶书"，历史上多认为"八分"的特征是"波挑"。"八分"是汉代成熟的隶书体。

汉隶的成熟，不仅体现在波挑一种，还有掠笔。要说明的是，波挑与掠笔，其节奏完全不同于篆书用笔，它既是篆书草化过程中产生出来的用笔，也是中国书法史上打破篆书原初用笔形态后所定型的两种笔法，可谓隶书是古文字篆书的演变、转折。

从中国书法发展史看，隶书从产生、演变到发展，历经了古文字（篆书）和今文字（楷书）的转折，可谓是今文字和古文字的分水岭，是书法艺术上承上启下的桥梁。

隶书的发展可分为五个时期：产生、成熟、鼎盛、衰微、复兴。

隶书产生于公元前221～公元195年，为秦末汉初或称"隶变期"。此时的书体还处于篆隶之间，被称为"古隶"。从先后出土的秦简、马王堆帛书《五行》（西汉）和《战国纵横家》（图2-19）等，可看到古隶书的风貌，其字形趋于方正，改篆书的圆转为方折，点、横、波、磔显隶书用笔。

西汉中后期是隶书书法发展的成熟期，传世书迹有简书中的《武威王杖诏令册》（图2-20）、帛书中的马王堆《相马经》（图2-21）、刻石中的《五凤刻石》（图2-22）等，其字形大都扁平方正，结体已较规范，用笔有规律，左波右磔的笔势相当成熟、固定，皆已脱尽篆法笔意，是成熟的隶书了。

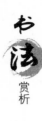

图2-19 马王堆帛书《战国纵横家》

东汉是隶书的黄金期及鼎盛期，最典型的是东汉碑碣。这一时期，"扬德书贤"的立碑刻石之风盛行，隶书作品用笔严谨，体势多有变化，

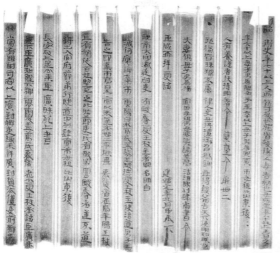

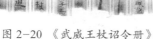

图 2-20 《武威王杖诏令册》

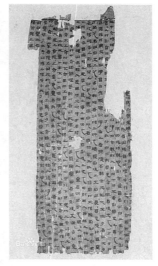

图 2-21 《相马经》

艺术水平可谓登峰造极。清人王澍评："隶法以汉为极，每碑各出一奇，作品蔚为大观，莫有同者。"《衡方碑》（图 2-23）的严整，《礼器碑》（图 2-24）的方峻，《乙瑛碑》（图 2-25）的劲健，《史晨碑》（图 2-26）的端庄，《张迁碑》（图 2-27）的古穆，《曹全碑》（图 2-28）的秀润，《石门颂》（图 2-29）的开阔，《西狭颂》（图 2-30）的宽博，《郙阁颂》（图 2-31）的茂密，《华山碑》（图 2-32）的典雅等，是隶书艺术的高峰。

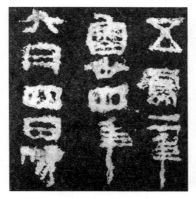

图 2-22 《五凤刻石》

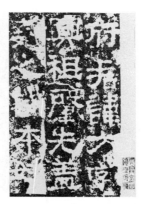

图 2-23 《衡方碑》

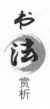

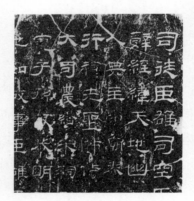

图 2-24 《礼器碑》

图 2-25 《乙瑛碑》

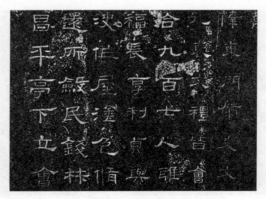

图 2-26 《史晨碑》

24

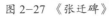

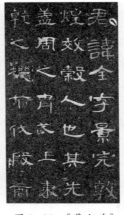

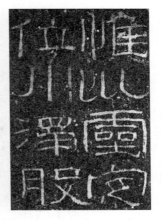

图 2-27 《张迁碑》　　　　图 2-28 《曹全碑》　　　　图 2-29 《石门颂》

图 2-30 《西狭颂》

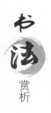

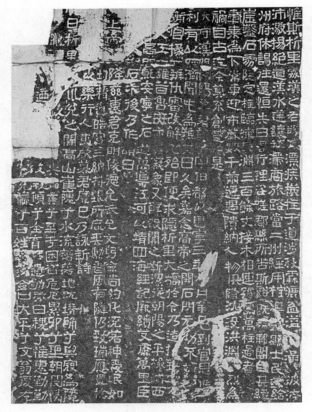

图 2-31 《郙阁颂》

东汉末年，隶书进入衰微期，缺少生气，如
《白石神君碑》（图 2-33）、《熹平石经残石》（图
2-34）。《熹平石经》实为"馆阁体"，字形工整
规矩，用笔拘束，布白和点画缺乏自然生动的节
奏，作为这一时期代表作品，预示汉隶已落入衰
微期。

魏晋隋唐时期，隶书每况愈下，到了清代，隶
书书法艺术才得以重新恢复。

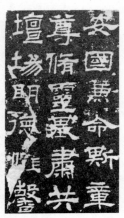

图 2-32 《华山碑》

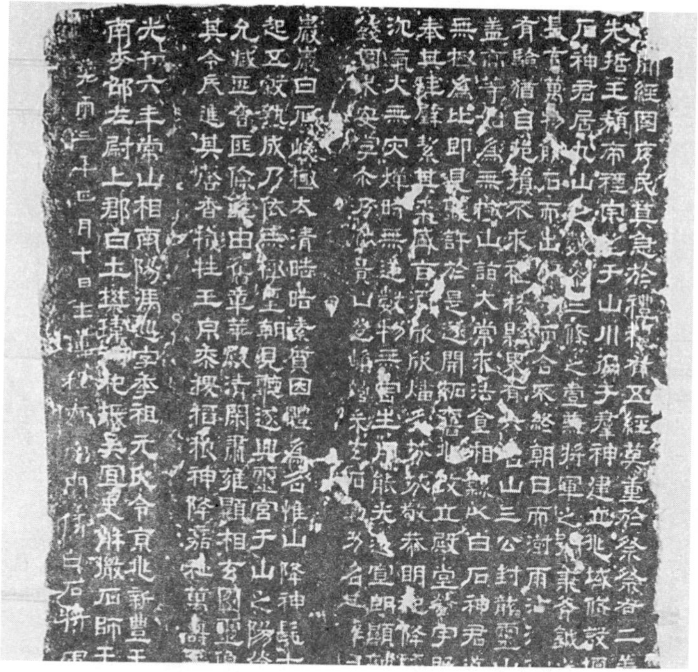

图 2-33 《白石神君碑》

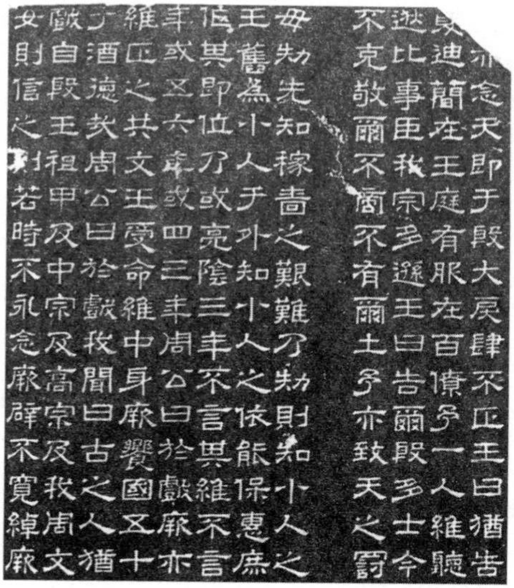

图 2-34 《熹平石经残石》

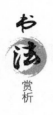

第三节　魏晋南北朝书法

　　魏晋南北朝时期是中国书法史上最辉煌的时期，中国书法艺术全面进入审美的自觉发展时期，并完成汉字书体演变，篆、隶、楷、行、草五体皆备，为以后突飞猛进的中国书法艺术的发展奠定了坚实的基础，出现了一代"书圣"王羲之和无数未曾留名青史的北碑书家，书风各异，为中国书法艺术的发展注入了新的活力。

　　在书法史上，楷书与行书均晚于章草出现，有关记载如江式《古今文字》云："在汉建初中（建初为章帝年号）有王次仲者，始以隶字作楷法，所谓楷法者，今之正书也。"

一、草书

　　草书在书体门类中有章草、今草、狂草三类，魏晋时期的草书主要是前两者。

（一）章草

　　章草大约成熟于西汉中晚期，是沿隶书笔法而生，字形扁平，有波磔，字字独立。章草得名于魏晋以后，"近人多以为章草由于比今草规矩（章指有条理、有法则）而得名，这大概是正确的"（裘锡圭《文字学概要》）。章草又称隶草、草隶，现今可看到的最早章草作品为西汉史游《急就章》（图2-35），其他传世名作有西晋索靖（239—303）《出师颂》（图2-36）、陆机（261—303）《平复帖》（图2-37）等。

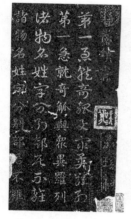

图 2-35 《急就章》

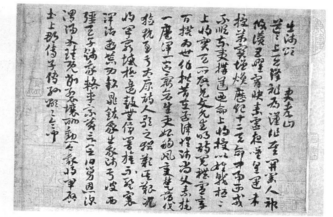

图 2-36 《出师颂》

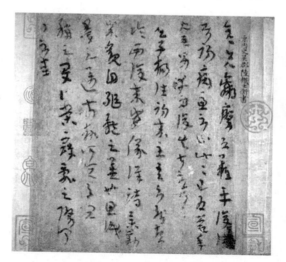

图 2-37 《平复帖》

（二）今草

今草又分为小草和大草，相传是东汉的张芝（？—约192）在章草的

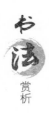

基础上创造出来的，为区别于章草便叫作今草。唐·张怀瓘《书断》云："章草之书，字字区别，张芝变为今草，加其流速，拔茅连茹，上下牵连，或借上字之下以为下字之上，奇形离合，数意兼包。"又说："字之体式，一笔而成，偶有不连，而血脉不断，及其连者，气脉通于隔行。"此语已意指大草书体风格。今草大小字相互照应，也不同于章草。

小草字字独立，提按变化较多，脱去了章草的波磔用笔，字形逐渐由扁方结构易为长方结构。代表书家有：王羲之，作品有《十七帖》（图2-38）；智永，作品有《真草千字文》（图2-39）。

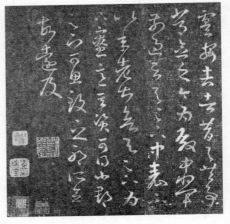

图2-38　王羲之《十七帖》

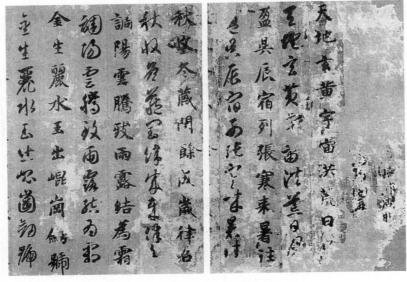

图2-39　智永《真草千字文》

二、楷书

魏晋南北朝的楷书多受篆隶影响，天趣胜过法则。

（一）魏晋楷书

钟繇（151—230），三国魏人，字元常，官至太傅，故世称"钟太傅"，善各种体书，尤擅长小楷，被后代奉为楷法之祖，在书法史上与王羲之并称为"钟王"，真迹不见，历代法帖中传有《宣示表》（图2-40）、《贺捷表》（图2-41）、《荐季直表》（图2-42）等，《宣示表》《荐季直表》已脱隶意。钟繇创立的楷书影响千余年，成为后世小楷取法的范本。其书

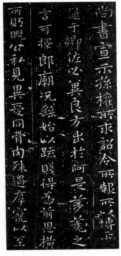

图2-40 《宣示表》

带有古意，不见后人楷书习气与流媚，承前启后，创新而不失古雅、静穆之美。

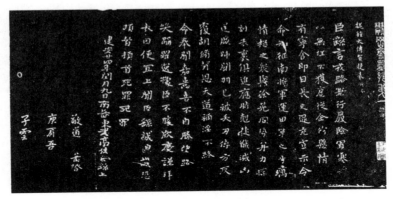

图2-41 《贺捷表》

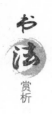
东晋王羲之（303—361），字逸少，官至右将军、会稽内史，世称"王右军"。王羲之的老师是卫夫人，卫夫人是师从钟繇学习笔法的，故王羲之受钟繇影响是自然的。但王羲之的过人之处在于不满足于借鉴和模仿，而是进行变化和创造，把钟繇的楷书波挑改为敛锋，其《乐毅论》（图2-43）、《黄庭经》（图2-44）、《东方朔画赞》（图2-45），具有晋代楷书的显著特征，结体略宽，意态高古。王羲之的楷书对后世影响深远。

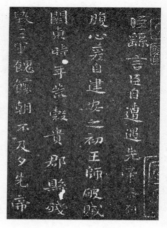

图 2-42 《荐季直表》

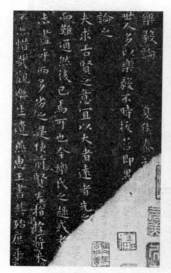

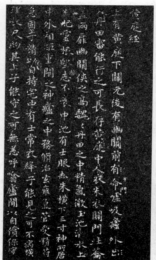

图 2-43 王羲之楷书　　　图 2-44 王羲之楷书　　　图 2-45 王羲之楷书
　　《乐毅论》　　　　　　　《黄庭经》　　　　　　　《东方朔画赞》

王羲之的书法是中国书法艺术的自觉化反映，是魏晋以来文人书法流派的结晶，是王羲之的伟大创造。王羲之是书坛有求美意识的集大成者，后世对其评价极高，唐代张怀瓘曾这样评说："右军开凿通津，神模大巧，故能增损古法，裁成今体，进退宪章，耀文含质，推方履度，动必中庸，英气绝伦，妙节孤峙。"梁武帝称："王羲之书，字势雄逸，如龙跳天门，虎卧风阙，故历代宝之，永以为训。"王字中含有的动静一气之美深刻地影响后代书法艺术的发展。王羲之书法表现了东晋文人审美追求的精神面貌，同时完成了魏晋时代书法艺术史上最为重大的变革，并将中国书法艺术推向了历史最高峰，可谓为后世文人书法创作提供了取之不尽的源泉，因此，王羲之被后世尊为"书圣"。

东晋王献之（344—386），字子敬，小字官奴，官至中书令，故世称"王大令"，后世将他与其父王羲之并称"二王"。王献之自幼从父学书，最有成就，其传世楷书作品有刻本《洛神赋》（图 2-46），或称《玉版十三行》。

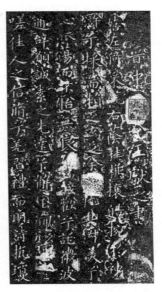

图 2-46 王献之楷书《洛神赋》（《玉版十三行》）

东晋的其他主要书家有王敦、王导、王廙（王羲之叔父）、王凝之（羲之二子）、王徽之（羲之五子）、王珣（有《伯远帖》传世）等。王廙的楷书通钟法而有新妍之貌，草书笔法精湛，行书萧散简远，开羲之端倪，《淳化阁帖》载有其楷书《祥除帖》等。

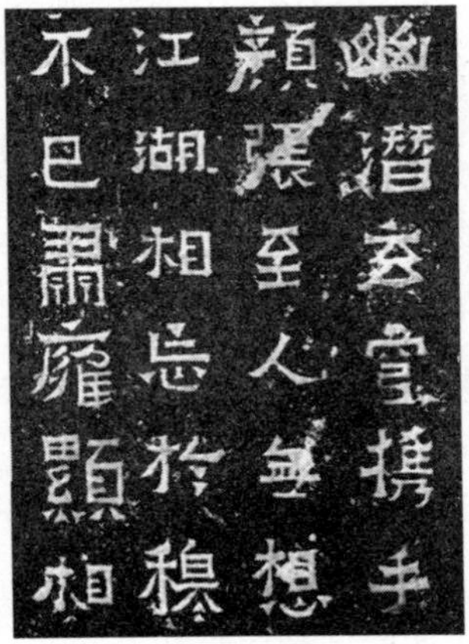

东晋较著名的碑刻《爨宝子碑》（图 2-47），全称《晋振威将军建守太守爨宝子碑》，东晋义熙元年（405）立石于云南曲靖，与南朝刘宋的《爨龙颜碑》并称为"二爨"。其书法在隶楷之间，点画中收笔如隶书的波挑，章法齐中有错落，奇巧而显异态。

图 2-47 《爨宝子碑》

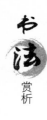
（二）南北朝楷书——魏碑

魏碑是南北朝时期（420—588）北朝文字刻石的通称，这一时期是民间书家大显身手的时期，创造了和金文、汉碑媲美的书法史上灿烂辉煌的篇章，是继汉碑之后的石刻书法艺术发展的第二次高潮。

北朝是指东晋之后与南朝对峙的各北方政权，即从北魏统一北方至隋统一中国前的这段时期。在这两百多年的时间里，虽是战乱不止，却是中国文化史上的一个重要时期。北方少数民族受到中原及南方文化影响，产生了新的文化。在中国书法史上，从书风衔接上考虑，常将西晋南迁后与东晋对峙的北方十六国时期的书法也归入北朝书法体系之中。

北朝石刻盛行，在书法史上，北朝的石刻叫作北碑，流传最多的为魏碑，在碑帖中占有重要地位，故又以"魏碑"来统称北朝文字刻石。北碑书体继承汉隶笔法，独具风格，结体谨严，笔姿厚重，既沉稳大方，又雄健挺拔。这一时期给我们留下了大量珍贵的石刻，为唐代书法艺术的发展奠定了基础。

北朝士人主要沿袭魏晋时期的钟、卫旧体，其楷书存有隶意。西晋末年，范阳卢谌法钟繇，清河崔悦法卫瓘，并参索靖之法，卢谌一脉经卢偃、卢邈、卢玄、卢度传至卢渊，崔悦一脉经崔潜、崔宏传至崔浩，故北魏初"工书者，崔、卢二门"（《北史·卢玄传》附《卢伯源（渊）传》）。这两派代表了北方世族文人书法发展的主流。汉魏以来，士族世家都很重视家传，崔家所传为索靖、卫瓘草、隶、行押之书，体势精巧。卢家传的是钟繇、索靖之法。其他北朝书家还有寇谦之、江式、赵文渊等。

魏碑的种类较多，有碑刻、造像题记、墓志、摩崖刻石等。

1. 碑刻

前秦建元四年（368）的《广武将军碑》（图2-48），其结构恣肆而多显夸张，用笔在篆隶笔法中参以楷法，有奇趣。

《中岳嵩高灵庙碑》（图2-49）为北魏太安二年（456）刻石，为北魏早期刻石代表。此碑结构多变，因结字未定形而多显生拙意趣，为隶楷过渡期笔法，字势透出新妍之感，现魏楷风格之端倪。

《张猛龙碑》（图2-50），全称《鲁郡太守张府君清颂之碑》，北魏明孝帝正光三年（522）刻石，为北魏后期碑刻代表作品。碑额刻字刚健爽利，斩钉截铁。

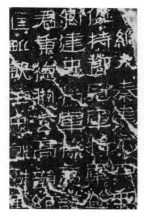

图2-48 《广武将军碑》

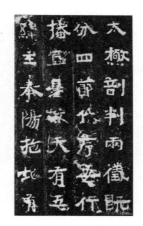

图2-49 《中岳嵩高灵庙碑》

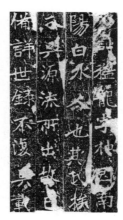

图2-50 《张猛龙碑》

2. 造像题记

造像题记是最典型的魏体楷书，是写与刻综合的产物，因此常表现为写、刻混融一体。当时北方刻工特有的用刀技巧和富于装饰性的刀法强化了书手方峻刚健的用笔特征。

在龙门石窟的造像记中，极具代表性的有太和二十二年（498）所刻的《始平公造像记》（图2-51）和《北海王元详造像记》、景阳时期的《杨大眼造像记》和《郑长猷造像题记》，其中虽有写手书风的不同，然却因一致的刻工程式与用刀风格而统

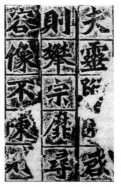

图2-51 《始平公造像记》

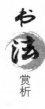

一起来，表现出刚健雄肆的特征。

北朝时，陕西耀县（今铜川市耀州区）药王山为佛教、道教的主要活动场所，因医药家孙思邈曾在此隐居而得名。今保存于药王山和富平至铜川一线的诸多石刻中，以北魏时代的造像题记为最精彩，著名的有：北魏太和二十年（496）刻的《姚伯多兄弟造像题记》（图2-52），神龟二年（519）刻的《蒙文庆造像记》《仇臣生造像记》，神龟三年（520）刻的《廿人造像记》等。这其中，《姚伯多兄弟造像题记》为道教造像记刻石，楷隶混杂，章法大小错落，结字奇异，属拙朴天趣一路风格。

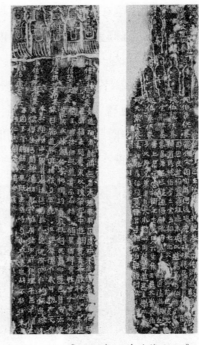

图2-52 《姚伯多兄弟造像题记》

3. 墓志

北魏墓志书法吸收了南方成熟楷书法则，同时在北方楷书基础上加以发展，在刀与笔的结合中透出刚健秀润、质朴精美的风格，著名的有《刁遵墓志》（图2-53）、《崔敬邕墓志》（图2-54）、《张玄墓志》（图2-55）。因清避康熙帝玄字讳，《张玄墓志》改称《张黑女墓志》。清·何绍基于道光年间获此碑并跋："化篆，分入楷，遂无神不妙，无妙不臻，然遒厚精古，未有可比《黑女》者。"北魏精美墓志寓柔于刚，实为唐代楷书之先导。

4. 摩崖刻石

北朝摩崖刻石十分丰富，清代乾嘉之后，备受文人书家推崇，主要代表刻石有《石门铭》（图2-56）、《郑文公碑》（图2-57）等。

北魏享国150余年，孝文帝拓跋宏笃好文艺，所以北魏时期的刻石最多，而且字的体态风格也丰富多彩，所谓"隶楷错变，无体不备"。《广艺舟双楫·备魏》中评价：奇逸，如《石门铭》。古朴，如《嵩高灵

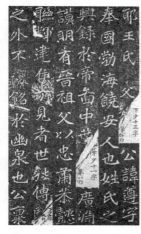
图 2-53 《刁遵墓志》

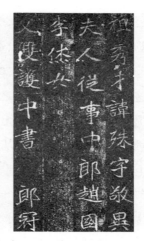
图 2-54 《崔敬邕墓志》

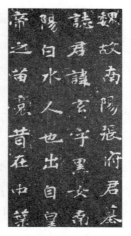
图 2-55 《张玄墓志》

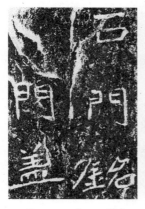
图 2-56 《石门铭》

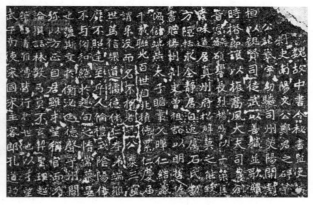
图 2-57 《郑文公碑》

庙碑》《鞠彦云墓志》。古茂，如《宕昌公晖福寺碑》。瘦硬，如《吊比
干墓文》。高美，如《灵庙碑阴》《郑文公碑》《六十人造像记》。峻美，
如《李超墓志铭》《司马元兴墓志》。奇石，如《刘玉墓志铭》《皇甫驎
墓志》。精能，如《张猛龙碑》《贾使君碑》《杨翚碑》。峻宕，如《张玄
墓志》《马鸣寺碑》。虚和，如《刁遵墓志铭》《司马升墓志》《高湛墓志
铭》。圆静，如《法生造像记》《禅静寺刹前敬使君铭》。亢夷，如《李仲
璇修孔子庙碑》。庄茂，如《孙秋生造像记》《长乐王夫人尉迟造像记》

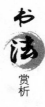

《太妃侯造像记》《松滋公元苌温泉颂》。丰厚，如《太公吕望表》。方重，如《杨大眼造像记》《魏灵藏造像记》《始平公造像记》。靡逸，如《北海王元详造像》。

康有为认为，欣赏这些名碑，"若游群玉之山，若行山阴之道。凡后世所有之体格无不备，凡后世所有之意态亦无不备矣。"南朝的宋、齐、梁、陈，北朝的东魏、西魏、北齐、北周，以及统一南北朝的隋，虽各有名碑，但其风格基本上没能超出魏碑的范围。因此，"魏碑"已作为整个时代的代表，具有了广泛的概念。

《广艺舟双楫》把"魏碑"归纳为十美、十六宗。

十美：一曰魄力雄强，二曰气象浑穆，三曰笔法跳越，四曰点画峻厚，五曰意态奇逸，六曰精神飞动，七曰兴越酣足，八曰骨法洞达，九曰结构天成，十曰血肉丰美。

十六宗：

宗上三：

《爨龙颜》为雄强茂美之宗，《灵庙碑阴》辅之。

《石门铭》为飞逸浑穆之宗，《郑文公》《瘗鹤铭》辅之。

《吊比干》为瘦硬峻拔之宗，《隽修罗》《灵塔铭》辅之。

宗中四：

《张猛龙》为正体变态之宗，《贾思伯》《杨翚》辅之。

《始兴王碑》为峻美严整之宗，《李仲璇》辅之。

《敬显儁》为静穆茂密之宗，《朱君山》《龙藏寺》辅之。

《晖福寺》为丰厚茂密之宗，《穆子容》《梁石阙》《温泉颂》辅之。

宗下六：

《张玄》为质峻偏宕之宗，《马鸣寺》辅之。

《高植》为浑劲质拙之宗，《王偃》《王僧》《臧质》辅之。

《李超》为体骨峻美之宗，《解伯达》《皇甫摐》辅之。

《杨大眼》为峻健丰伟之宗，《魏灵藏》《赓川王》《曹子建》辅之。

《刁遵》为虚和圆静之宗，《高湛》《刘懿》辅之。

《吴平忠侯神道》为平整坤净之宗，《苏慈》《舍利塔》辅之。

外三宗：

榜书：《经石峪》《白驹谷》。

篆书：《石鼓》《琅琊台》《开母庙》。

西汉分书：《三公山》《裴岑》《郙阁》《天发神谶》。

康有为认为，这些石刻均"备众美，通古今，极正变，足为书家极则者"。前十三宗以审美风格划分，外三宗则以书体划分，其标准不一致。康有为此论虽有其时代局限性，但仍可引发书法创作者的探索研究。

（三）南朝楷书

南朝时期，书法艺术的批评和鉴赏已蔚然成风，这是中国书法艺术走向自觉的重要标志，大批文人的介入更加促成了书法技法的成熟与审美标准的确立。这一时期，在文学上有钟嵘的《诗品》、刘勰的《文心雕龙》，绘画上有谢赫的《古画品录》等这些文艺评论著作出现，与书法品评相互影响。流传至今的书法评论作品有南朝宋羊欣的《能书人名》、虞和的《论书表》、王愔的《文字志》，南齐王僧虔的《书赋》，南梁萧衍的《观钟繇笔法十二意》、陶弘景的《与梁武帝论书启》、袁昂的《古今书评》、庾肩吾的《书品》等，这些书论、书评反映出当时书法美学观和审美范畴的建立，确认了中国古代最初的书法批评标准，奠定了古代书法学术体系的雏形。

南朝碑刻传世的有宋《爨龙颜碑》（图 2-58），齐《吴郡造维卫尊佛记》，梁《瘗鹤铭》（图 2-59）、《始兴武忠王碑》，陈《赵和造像记》。

南朝宋的书家有：

羊欣，字敬元，泰山南域（今山东费县）人，得王献之笔法。梁沈约称羊欣善真书，献之之后，可以独步。故谚有云："买王得羊，不失所望。"其隐然可以与王献之同列。

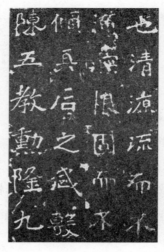
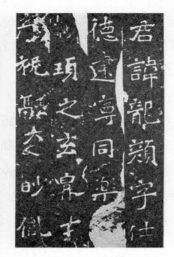

图 2-58 《爨龙颜碑》

孔琳之，字彦琳，会稽人，工草法，王僧虔称其书天然绝逸，极有笔力，然规矩或在羊欣后。又称孔琳之书放纵快利，笔道流便，二王后略无其比，但工夫少，自任过，未得尽其妙，故当劣于羊欣。

萧思话，工行书，全师羊欣，得其体法，笔力稍弱，字势倔强，亦为可称者。

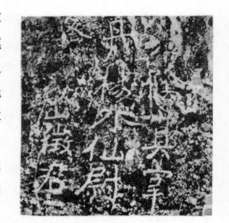

图 2-59 《瘗鹤铭》

范晔，字蔚宗，顺阳（今河南南阳淅川）人，博涉经史，善篆书，初与萧思话同师羊欣，后自为别体。

薄绍之，字敬叔，丹阳（今属安徽）人，书法学王献之。前人评其书，风骨秀异，行草倜傥，时越羊欣。又谓如舞女低腰，仙人啸树，及至挥毫振纸，有疾闪飞动之势。薄绍之与羊欣齐名，并称"羊薄"，后世以二人皆习献之书，书体相似，致有互混或假冒者。

南齐书家，首推王僧虔。他是王羲之四世孙，官至待中。善正行书，能继承祖法，以清媚见称。人说他初学钟繇，后法献之。齐高帝萧道成素善书，笃好不已，自以为不恶，尝与僧虔赌书，书毕问曰："谁为第一？"对曰："臣书第一，陛下亦第一。臣书臣中第一，陛下书帝中第一。"帝笑曰："卿可谓善自为谋。"

张融，字思光，吴郡（今江苏苏州）人，善书，齐帝尝问其是否得二王法，他说："不恨臣无二王法，恨二王无我法。"梁武帝《书评》说："张融书如辩士对扬，独语不困，行必会理。"

南齐书家尚有萧子良、褚渊等。

南梁书家以萧子云（487—549）最有名。萧子云，字景乔，齐高帝孙，善草隶，为时楷法。自云善学钟繇、王羲之而微变其体，年二十六著《晋史》，其书为梁武帝所重，帝尝论子云书说："笔力劲峻，心手相应，巧逾杜度，美过崔实，当与元常并驱争先。"梁武帝尝造寺，子云用飞白体书一"萧"字于壁间，后人取其壁，以为奇观。

阮研，字文机，陈留（今河南开封）人，官至交州刺史。书法学王右军，甚有成就，庾肩吾称他："居今观古，尽窥众妙之门。虽复师王祖钟，终成别构一体。"颜子推称："阮交州、萧国子、陶隐居，各得右军之体。然萧公力弱，终不迨阮。"

陶弘景（452—536），字通明，秣陵（今南京市）人，工草隶，善琴棋，好道术。齐高帝时，拜左卫殿中将军。入梁，隐居勾曲山，号华阳真人，人称陶隐居，号为山中宰相，卒谥贞白先生。《书品》云：隐居颖脱，得书之筋髓，如丽景霜空，鹰隼初击。梁武帝尝与弘景论书，有书札往来。传《瘗鹤铭》为弘景书。

南陈代书家智永，人称永禅师，名法极，俗姓王，吴兴永欣寺僧人，王羲之七世孙。尝于楼上学书，业成方下。积年专精，笔力纵横，真草俱佳，草书尤妙。初，梁武帝教诸子书，令殷铁石于右军书中榻一千字不重者，每字片纸，杂碎无序。武帝命周兴嗣编缀成文，号《千字文》。智永自临八百本，分发于江南诸寺一本，传之后世。当智永住永欣寺时，

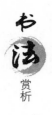

求书者众，门庭如市，户限为穿，乃用铁叶裹之，人谓之铁门限，所退秃笔头十瓮，瓮皆数石，取而瘗之，号退笔塚，自制铭志以寄意。元人陆友撰《研北杂志》，谓"智永年百岁乃终"。

陈代书家还有毛喜等。

三、行书

行书是介于草书与楷书之间的一种书体。有关行书体，文字专家各有看法，或谓其为楷书的一种辅助书体，既不像草书那样潦草难识，亦不像正楷那样整齐方正。《书断》称："行书即正书之小伪，务从简易，相间流行，故谓之行书。"它具有很大的实用价值，是易于手写的书体。

早期行书约晚于楷书形成，而萌生于东汉的后期，流行至今。前文我们说过，楷书、行书均晚于章草的出现，书法史上关于行书曾有这样的记载，唐·张怀瓘云："（刘）德升……桓灵之时以造行书擅名，虽以草创，亦甚妍美，风流婉约，独步当时。"总之，行书通常被认为产生于早期的楷书和草书之间，是楷书的快写和草法的部分介入，形成了自身的特点。在《永寿二年陶瓶题记》《熹平元年陶瓶题记》及东汉光和年间的《宝鸡汉墓陶瓶朱书》《宝鸡铲车厂一号汉墓陶瓶朱书》上可看到行书存在，其间可看到楷书和草书的夹杂用笔，给人以行草的意味。产生于东汉的行书一体，似经汉末刘德升进一步美化而得到世人喜爱和关注。卫恒《四体书势》讲钟繇、胡昭两家之行书"俱学之于刘德升"，这是可信的。

然而，行书体产生发展的高峰期应是在东晋的王羲之和王献之时代。行书的实用性致使历代书法家投入了较多的精力，丰富了这一书体的艺术语言。汉代基本完成了篆、隶、草、楷、行各样书体形式，只是将楷书体和行书体的美化和完善留给了魏晋时代。书体的演变过程看似杂乱纷繁，实则乱中有序，各种书体可谓重叠有序地活跃在书法历史舞台的方方面面。

王羲之行书，最有名的代表作是《兰亭序》，被称为"天下第一行书"。《兰亭序》为永和九年（353）三月三日，王羲之与谢安等41人在会稽山阴（今绍兴）兰亭行"祓禊"之会时所作。《兰亭序》共28行314字，其书法骨格清秀，点画线条遒美，整篇行气流畅，是王羲之行书作品的杰作。此作曾经失传过，后被唐太宗李世民求得，命弘文馆拓书人冯承素等进行双钩廓填，当时的书法大家欧阳询、虞世南、褚遂良等均有临本。据说太宗死后，《兰亭序》真迹殉葬昭陵。传世的各临摹本中，以冯承素摹本最为接近《兰亭序》原貌，最能呈现出王书的神韵（图2-60）。冯摹本钤有唐中宗"神龙"小印。

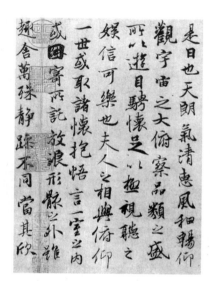

图 2-60 冯承素摹本《兰亭序》

《兰亭序》前三行布局疏朗，字形端正，笔笔送到，结体大小一任自然变化，精神饱满，点画极有姿态，章法变化多端，笔法丰富，顿挫提按、转折收放皆恰到好处，同样的字有多种艺术变化，可谓奇姿异态，自然生动，秀逸流美至极，呈现出王羲之书法神采飘逸美的韵味。

🏥 **知识链接：有关《兰亭序》真伪问题的争议**

书法界对《兰亭序》是否为王羲之所作存在争议。大家普遍认为，《兰亭序》确为王羲之所作。因唐太宗酷爱书法，尤爱王羲之书法，书法史上对此有记录，且初唐诸大家均研学王羲之书法，他们的鉴别力应是可信的。从

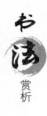

书风面貌看，《兰亭序》也与传世的王羲之其他作品相一致，但也有人质疑其与东晋时期普遍近隶质朴的书风相背。

这种疑问和推断并不与艺术本身的一般性和特殊性或超越性发展相悖。王羲之被称为"书圣"，正是因为他能超出时代的一般书风特征，而建立超越性的独特书风面貌，开一代风气之先。艺术来源于生活又高于生活，王字书法来源于时代却高于时代。王羲之书法自身的发展也是渐变有序的，如由《姨母帖》等的隶意质朴美，到《兰亭序》的妍婉温润的秀韵之美。《兰亭序》飘逸潇洒的艺术语言，与当时东晋士族的审美心理和风格特征是一脉相通的，故而《兰亭序》应为真实之物。后海派书家白蕉等亦钟情于《兰亭序》，并反复研学此帖，而得美韵开悟。

王献之行书作品有《鸭头丸帖》（图2-61）、《中秋帖》（图2-62）（相传为米芾所临书）。他继承其父王羲之的书法脉络，而又自开雄健俊美一路面貌，其甚或认为自己书法胜过父书，可见自信至极。

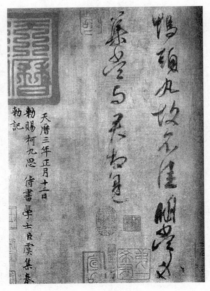

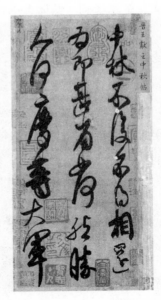

图2-61 《鸭头丸帖》 图2-62 《中秋帖》

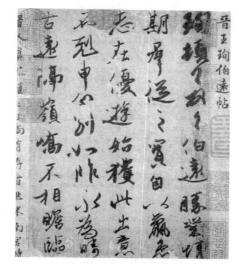

晋人王珣的行书作品有《伯远帖》（图2-63），被著名的《三希堂法帖》收入，并与一同收入的王羲之《快雪时晴帖》和王献之《中秋帖》并称为"三希"。《伯远帖》是王给亲友的一通书函，它行笔峭劲秀丽、自然流畅，是我国古代书法作品中的佼佼者。它的笔画写得较瘦劲，结体较开张，特别是笔画少的字显得格外舒朗，运笔自然。各字是分立的，古逸洒脱，真有点"如升初日，如清风，如云如霞，如烟，如幽林曲洞"的晋人韵味，堪与二王争辉，确实是晋人特有的风神。其历来为后世书法家、鉴赏家、收藏家视为瑰宝，不愧是清乾隆珍爱的三希之一。

图 2-63　《伯远帖》

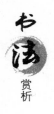

第四节　隋唐书法

经南北朝至隋唐，中国又重新进入了国家大一统时代，在书法艺术上同样也进入了南北书风大交融的时期。北方受南方文化浸润渐深，质朴、整饬的北方书风渐弱，秀润、雅丽的南方书风渐兴，显示出书法史上隋朝这一过渡时期的时代特征，为初唐书法的发展创造了良好条件。

一、隋代书法

隋朝的书法石刻最为丰富，有碑、墓志、造像记、造塔记等，以楷书为主。如《董美人墓志》（图2-64）点画清劲，呈现端妍古雅风范；《苏孝慈墓志》（图2-65）楷法精绝，方峻整饬；《龙藏寺碑》（图2-66）用笔清健，结体疏朗，冲和婉丽等。隋朝刻石可谓是熔南北之风于一炉，为唐代书法的先导。正如清代康有为在他的《广艺舟双楫·取隋》中所说："隋碑内承周、齐峻整之绪，外收梁、陈绵丽之风，故简要清通，汇成一局……荟萃六朝之美，成其风会……大开唐风。"

隋代书家有释智果、丁道护、房彦谦、史陵等，智永、薛道衡、赵文渊等皆为身跨两朝书家，最著名的是智永。

然对后世影响颇深的《龙藏寺碑》《曹子建碑》《董美人墓志》《启法

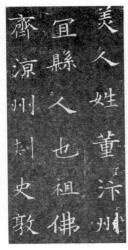
图 2-64　《董美人墓志》

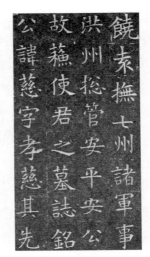
图 2-65　《苏孝慈墓志》

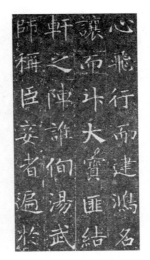
图 2-66　《龙藏寺碑》

寺碑》《苏孝慈墓志》等碑刻，却展示了南北大融合的书法新貌，让我们看到了唐代楷书之渊源，实为开欧、虞、褚、颜之先河。

二、唐代书法

　　唐代书法的昌盛与唐太宗有直接关系。唐太宗李世民深谙"虽以武功定天下，终当以文德绥海内，文武之道，各随其时"（《旧唐书·音乐志》序）的道理，把书法列入了教育、取仕、官制之中，自然地把书法艺术推向了有史以来的高峰，使唐代出现了一大批有显著成就的书法家，如欧阳询、虞世南、褚遂良、薛稷、李邕、孙过庭、颜真卿、柳公权、张旭、怀素等出彩群星，各臻其美。唐太宗喜好王羲之书法，引领了初唐书法发展的方向，是时书家名手应运而生，不仅是在楷书上集大成，行草篆隶亦如百花齐放，争奇斗妍。在书学理论上，出现了如孙过庭、张怀瓘等人，使书法艺术发展事业与大唐基业一样繁荣昌盛。

唐太宗李世民（597—649），兼通文赋，甚好书法，有王羲之书迹三千余纸，率以一丈二尺为一轴，置诸内室，朝夕观赏。唐太宗是个开明君主，在位期间，勤于理政，重视艺文，建文学馆，东宫立案文馆，门下省置弘文馆，广纳海内贤人俊士，并与众贤士论古今、诗文，听谏言，染书翰，无事不涉。与其论书最多，相互影响的书家有欧阳询、虞世南、褚遂良三人。唐太宗曾于弘文馆题记云："王羲之笔势如凤翔阿阁，龙跃天衢，遒劲超逸，非特晋人之冠也。朕万机多暇，四海无虞，留神翰墨，酷好其书，心摹手追，不能自已。乃发内帑，购之人间，共得真、行、草二千二百余纸，敕虞世南遴选上进，止于三百，慎藏于内殿。……诚希世之宝哉！朕愿与诸臣共相教学，以粉饰治具焉。"

后唐太宗闻王羲之《兰亭序》墨迹在智永弟子辨才处收藏着，便召辨才入内道场供奉，待以殊礼，言及《兰亭》一事，辨才谨慎回答："往日侍奉先师（智永），确曾得见。自师没后，不知坠失何所！"如此反复问及不可得，便对侍臣说："右军之书，朕所偏宝，就中逸少之书莫如《兰亭》，求见此书，带于梦寐。此僧高年，老无所用，若得一谋略人，设计取之，必得。"房玄龄因荐御史萧翼，谓其多才善谋，可充内使。太宗召见，萧翼说："若作公使，必不可得，臣请私自寻访，须得二五数帖，以为诱饵。"太宗许可，翼遂改装，随商人船到越州，终将《兰亭》骗取到手。

太宗得着《兰亭序》后，命拓书人赵模、韩道政、冯承素、诸葛真等各拓数本，赐皇太子、诸王、近臣等。太宗甚爱《兰亭序》，贞观二十三年（649）病重时，他对高宗说："我欲得《兰亭》，可与我将去！"《兰亭序》遂被葬入陵墓中。其后赵模等拓本，一本尚值数万钱。

唐太宗存书论四则，有《笔法诀》《论书》《指意》《王羲之传赞》，论述他对书法艺术思想、审美趋向等的观点。其中，《论书》《指意》中主张"以神为精魄""以心为筋骨"，重视"骨力""劲健"，注重"温润"

和"冲和"的意境，提倡北派书风与南方书韵完美交融，这在他的书法艺术作品中也得到体现。唐太宗对书法艺术的追求和用心，历史多有记述。其中《宣和书谱》就记有一例：太宗以书师虞世南，然尝戈脚不工。偶作"戬"字，遂空其戈（右余钩），令世南书之，以示魏徵。魏徵说："今观圣作，惟戬字戈法逼真。"太宗叹其目力明察。唐太宗代表作有《温泉铭》等。

（一）楷书

1. 初唐四家

欧阳询、虞世南、褚遂良、薛稷是初唐崇尚王羲之书风的主要代表书家，后世并称其为"初唐四家"，皆以楷书闻名后世。

欧阳询（557—641），字信本，潭州临湘（今湖南长沙）人。隋朝时为太常博士，唐时官至太子率更令。欧阳询的正书字体平中见险绝，笔力遒劲，结字风格严整，自成面目，传世楷书有《化度寺碑》（图 2-67）、《九成宫醴泉铭》（图 2-68）、《虞恭公温彦博碑》（图 2-69），行书有《张翰帖》（图 2-70）、《卜商帖》（图 2-71）、《梦奠帖》（图 2-72）等。

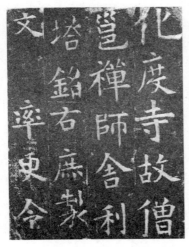

图 2-67　欧阳询《化度寺碑》

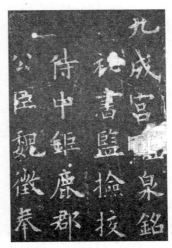

图 2-68　欧阳询《九成宫醴泉铭》

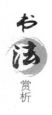

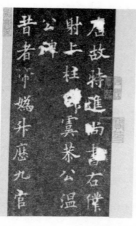

图 2-69　欧阳询《虞恭公温彦博碑》

图 2-70　欧阳询《张翰帖》

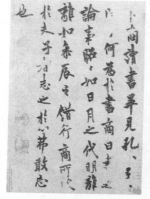

图 2-71　欧阳询《卜商帖》

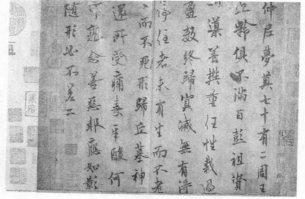

图 2-72　欧阳询《梦奠帖》

　　虞世南（558—638），字伯施，越州余姚（今属浙江）人。仕隋为秘书郎，至唐为秘书监，与欧阳询并称"欧虞"，被推为"南派"之首，而欧阳询为"北派"代表。虞世南书法亲承智永传授，书脉继承二王书法传统，外柔内刚，笔致圆通，线条圆润，结体丰腴。其正书碑刻有《孔子庙堂碑》（图 2-73），墨迹和刻帖有《汝南公主墓志铭》（图 2-74）、《破邪论序》《积时帖》（图 2-75）、《左脚帖》（图 2-76）和《千人斋疏》等。虞世南还著有著名的类书《北堂书钞》。

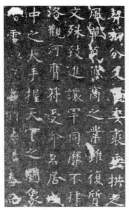
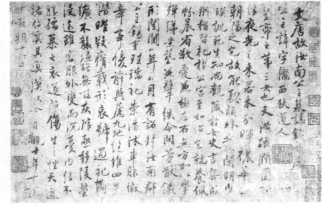

图2-73 虞世南
《孔子庙堂碑》

图2-74 虞世南《汝南公主墓志铭》

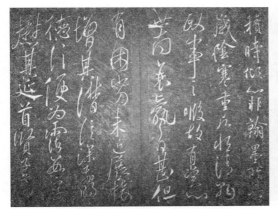
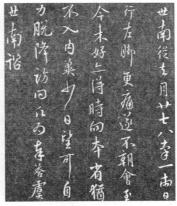

图2-75 虞世南《积时帖》　　　图2-76 虞世南《左脚帖》

　　褚遂良（596—659），字登善，钱塘（今浙江杭州）人，博涉经史，能楷书，父亮，与欧阳询为友。询见遂良能书，很重视他。贞观十年（636），太宗对魏徵说："虞世南没后，无人可与论书者矣！"魏徵说："褚遂良，后来书流，甚有法则。"唐太宗于是召见褚遂良。太宗尝收购王羲之书迹，天下争送到京，一时莫能辨别真伪。遂良论各书，皆有证据，无一错误，人皆服其鉴别能力。褚遂良书法转益多师，初学欧阳询，后师虞世南，晚好王羲之。其楷书尤得媚趣。早期字结体宽博，如《孟法师碑》《伊阙佛龛碑》，类欧阳询、虞世南。后期书貌俊逸秀美，论者比之"瑶台青锁，穿映春林，婵娟美女，不胜罗绮"，"行间玉润，法则温雅，美丽多方"。代表作有《雁塔圣教序》（图2-77）等。

薛稷（649—713），字嗣通，河东蒲州汾阳（今属山西）人，官至太子少保，人称薛少保。薛稷博雅好古，母亲为魏徵之女，魏徵家藏有虞、褚墨迹甚多，稷常精勤临摹，日夜不懈，遂以书名天下，为褚遂良高足，人云"买褚得薛，不失其节"的说法。薛稷书风结体遒丽，留存作品较少，如《信行禅师碑》（图2-78），结体似褚书《房玄龄碑》。

初唐楷书除欧、虞、褚、薛四大家外，还有人称"小欧"的欧阳询之子欧阳通（？—691）。其幼年时父亲欧阳询就去世了，由母亲教其父书，与其父有"大小欧阳"之称，作品有《道因法师碑》（图2-79）《泉男生墓志》。康有为《广艺舟双楫》评《道因法师碑》为："小欧《道因碑》，遒密峻整，曾假道此碑者，结体必密，运笔必峻。上可临古，下可应制，此碑有焉。"有议者誉其书"严谨古奥不减其父。"

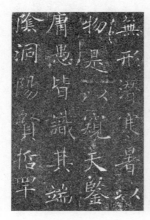

图2-77 褚遂良
《雁塔圣教序》

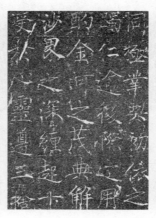

图2-78 薛稷
《信行禅师碑》

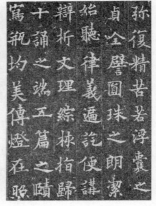

图2-79 欧阳通
《道因法师碑》

2. 颜真卿

颜真卿（709—785），字清臣，京兆万年（今陕西西安市）人，原籍琅琊临沂（今山东临沂），官至吏部尚书、太子太师，封鲁郡公，人称"颜鲁公"。颜真卿是楷书革新大家，在书法艺术的创作中开创了楷书一体——"颜体"，对后世书法艺术发展产生了重大影响。

颜真卿书法，幼承母系殷氏家法，后得张旭亲传，得二王书脉，在楷书上卓有成就，在行、草书上也独树一帜。宋·朱长文的《续书断》中将颜真卿列为神品首位，曰："自羲、献以来，未有如公者也。"黄山谷亦云："盖自二王后能臻书法之极者，惟张长史与鲁公二人。"（《山谷题跋》）

颜真卿的楷书有一渐进过程。早期有《多宝塔碑》《东方朔画赞碑》，结体匀稳方正，谨密端庄，用笔遒美清俊。六十岁时所作的《颜勤礼碑》（图2-80）全称《唐故秘书省著作郎夔州都督府长史上护军颜君神道碑》，书法刚健、整肃、雄厚，标志着颜真卿的楷书书法风格完全成熟及"颜体"的诞生。此碑面貌雄迈青整，气势磅礴，是颜真卿晚年书风的代表作。此碑文字既气脉一贯，又善于变化，落笔便成锋，收笔则多回锋，行笔宏健有力，点画引带讲究呼应，捺笔和钩笔非常富于个性特点，捺笔含蓄，钩笔形成鸟嘴状，雄浑、劲健、豪宕，结体

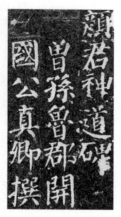

图 2-80　颜真卿《颜勤礼碑》

停匀，敏于避让，竖多相同，字形呈长方形或正方形。此碑出土较晚，字口很新，较好保留了颜真卿书法的本来风貌。碑原在长安（今西安），宋元祐间佚，1922 年 10 月被发现重新出土，后被移置西安碑林。是碑出土后，备受世人重视，是不可多得的名碑，也是研究和学习颜体书法的极佳范本之一。

颜真卿早年研习二王和智永书法，据苏轼说，他曾看到王羲之的《东方朔画赞》，就知道颜真卿曾经临写之，只是字的大小不同。由此可知，早年的颜真卿也学王字一脉。但 50 岁以后的颜真卿开始注重并吸取民间书法艺术的元素，开创新书风，54 岁作《鲜于氏离堆记》，56 岁

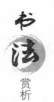

作《郭家庙碑》，63 岁后有《大字麻姑仙坛记》，72 岁有《颜家庙碑》（图 2-81），传世墨迹有《自书告身帖》（图 2-82）等，均达到了颜真卿书法艺术的高峰，后人赞誉："雄秀独出，一变古法。"

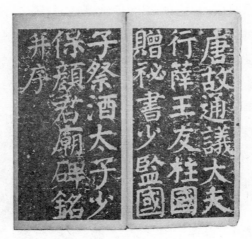

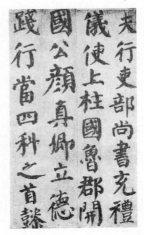

图 2-81　颜真卿《颜家庙碑》　　　图 2-82　颜真卿《自书告身帖》

　　总之，颜真卿楷书在用笔、结字、章法等方面，均在初唐四大家上有很大的革新。用笔以中锋行笔，横竖落笔参用篆意古法为裹锋落笔，强调藏头护尾，形成浑厚饱满的线条，捺脚顿挫后踢出开叉而呈"蚕头燕尾"状，一改初唐四家楷书的"含蓄圆润，刚劲外露"。结字参照篆书，两肩平齐，字形端正，字形结体两侧向外略带弧形，显得端庄雄伟，且富有张力的艺术美。在章法上，颜真卿字体外紧内松，显得充实，力与气直逼字形边缘，生机勃发。颜真卿的美学观念突破了二王到初唐四大家的"秀"和"雅"，以"雄"代"秀"，以"俗"代"雅"，化纤巧为刚健，极大地丰富了中国书法的艺术语言。

　　颜真卿之书不仅楷体传世碑帖很多，开创了正面开张，气势浩大，远取古法，近合世情之风，而他的行、草书也为后世所重，代表作有《祭侄文稿》《争座位帖》，在中国书法发展史上有着不可替代的重要地位，影响深远。

3. 柳公权

颜真卿之后的楷书家柳公权（778—865），字诚悬，京兆华原（今陕西生铜川市耀州区）人。穆宗看中其书，擢为翰林院侍书学士，先后经穆、敬、文、懿四朝，官至太子少师。柳公权性格刚直，不屈权贵，穆宗问其笔法，对曰："用笔在心，心正则笔正。"穆宗得悟其为笔谏。时官吏名门家有丧，必请柳公权书碑，否则视为不孝，可以想见其书名之重。《旧唐书》记他写上都西明寺《金刚经》时说，"备有钟、王、欧、虞、褚、陆之体，""体势劲媚，自成一家"。柳公权早期学二王书法，后受颜真卿的影响，世称颜柳之书"颜筋柳骨"。柳书字体严谨，中宫紧密，四面展开，用笔刚健挺拔，被称为"柳体"，对后世楷书有很大影响。其书风稳定，前后变化不大，作品有《金刚经碑》（原为唐拓，敦煌出土，现流出国外）（图2-83）、《李晟碑》《冯宿碑》《符麟碑》等，尤以晚年所书《玄秘塔碑》（图2-84）、《神策军碑》（图2-85）为其代表作，传为他的墨迹有《蒙诏帖》。后世称为"颜柳"之一的柳体以骨胜，评议者认为"惟其字时或失于拘谨，开张不够"。

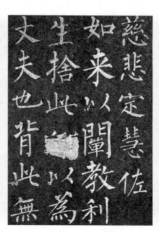 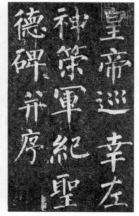

图 2-83　柳公权　　　　图 2-84　柳公权　　　　图 2-85　柳公权
《金刚经碑》　　　　　　《玄秘塔碑》　　　　　　《神策军碑》

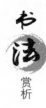

4. 徐浩

徐浩（703—782），字季海，官至太子少师，越州（今浙江绍兴）人，封会稽郡公，人称"徐会稽"，是颜柳之后的代表书家。徐浩善正、行、草书，书法得其父峤之传授，精楷法，圆劲肥厚，然稍乏气韵。其楷书圆劲厚重，结体平整秀美，具有视觉美感，代表作有《不空和尚碑》（图2-86）、《大智禅师碑》（图2-87）。

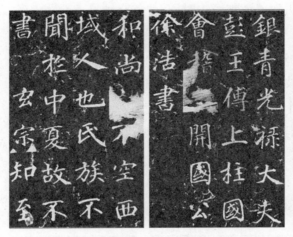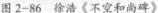
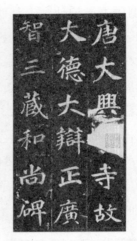

图2-86　徐浩《不空和尚碑》　　　　　　　　图2-87　徐浩《大智禅师碑》

5. 杨凝式

杨凝式（873—954），字景度，华阴（今属陕西）人，进士出身，唐末为秘书郎，历仕唐及五代时期的后梁、后晋、后汉、后周，官至太子太保，人称"杨少师"，又以其佯狂自晦，称"杨风子"。字学欧、颜，体态多奇，有"破方为圆，削繁为简"之称，行楷《韭花帖》（图2-88）为其代表作，用笔出于颜而秀于颜，从颜进入"二王"，书写得非常超脱、含蓄，清人曾协均题《韭花帖》说："山谷题杨少师书云：'俗书喜作兰亭面，欲换凡骨无金丹。谁知洛地杨风子，下笔却到乌丝栏。'盖许其楷法直接右军也。《韭花帖》乃宣和殿秘物，观此真迹，始知纵逸雄强之妙，晋人矩度犹存。"《韭花帖》章法疏朗，备受后世推崇。杨凝式作品还有《神仙起居法》(图 2-89)、《夏热帖》(图 2-90),章法连绵不断,气脉一贯,大小参差,错落有致,自然和谐,很有意趣,别具一格。

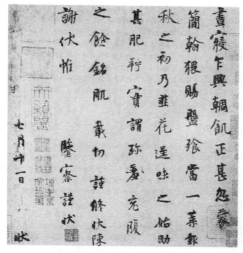

图 2-88 杨凝式《韭花帖》

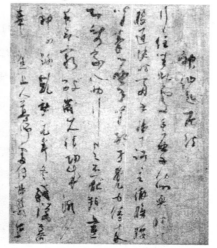

图 2-89 杨凝式《神仙起居法》

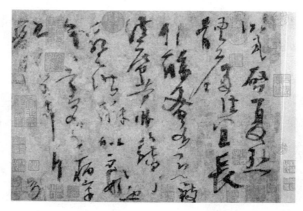

图 2-90 杨凝式《夏热帖》

杨凝式兼采欧、颜、柳,又上溯二王书脉,对宋代名家产生影响。宋·苏轼对晚唐书法这样品评:"自颜柳氏没,笔法衰绝,加以唐末丧乱,人物凋落,文采风流扫地尽矣!独杨公凝式,笔迹雄杰,有二王颜柳之余韵,此真可谓书之豪杰不为时世所泊没者。"

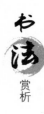

（二）行书

唐朝前期行书大家李邕（687—747），字泰和，扬州江都（今属江苏）人，因注《文选》，名高当时，官至北海太守，人称李北海。李邕性格豪爽耿直，生活放纵，以文名天下，善文辞书翰，工行书，名扬一时，官府寺观厚礼延聘其撰文书碑。据传，其前后撰碑文800余篇。书法韵致出于王右军，能得王字精髓，又更新笔力，自创一格，李阳冰称其为"书中仙手"，书风挺劲雄秀，表现出超人的骨力。李邕行书作品《李思训碑》（图2-91）在陕西蒲城，骨格线条瘦劲，碑文剥蚀严重。《岳麓山寺碑》（图2-92）在长沙岳麓书院，原碑已毁，书风雄健浑厚，笔势畅达，结体风骨纵逸。此碑书貌虽承魏晋书风，但又开创了唐代行书的新风尚，对后来的宋代苏轼、元代赵孟頫均产生影响。《李秀碑》书风劲峭，原在河北良乡县，后毁改石础。《法华寺碑》在浙江绍兴，原石已佚，仅传有清·何绍基藏本，书貌较淳和。另有《端州石室记》《藏怀亮碑》《开元寺碑》《普光寺碑》《婆罗树碑》《大云禅寺碑》《卢府君碑》《大律故怀道阇黎碑》等。李邕善于行楷入碑，书艺不仅取法二王，且广纳六朝书法气韵，笔力极为沉雄，结体深厚稳健，成自家面貌。

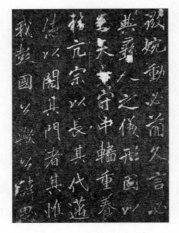

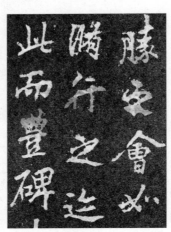

图2-91 《李思训碑》　　　　　图2-92 《岳麓山寺碑》

颜真卿亦为行书大家，代表作品有被称为"天下第二行书"的《祭侄文稿》，以及《刘中使帖》《湖州帖》《争座位帖》等。其他行书代表作有欧阳询的《张翰帖》，陆柬之的《陆机文赋》（图2-93），杜牧的《张好好诗》（图2-94）等。

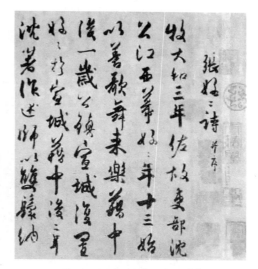

图 2-93　陆柬之《陆机文赋》　　　　　图 2-94　杜牧《张好好诗》

（三）草书

大草从结体上打破了字字独立的界限，字中牵连通常和笔画无区别，抽象性质更加明显，于运笔过程中加大节奏，由单个字的自身变化发展到以一组字和字与字之间的关系变化来完成书写过程，注重整体美的效果。唐朝书家张旭、怀素将大草发展至狂草，书写得更为恣肆放纵，其笔画更为省简、连绵、浪漫，常一笔数字，字形结构变化繁多，气势宏大。清·宋曹《书法约言》形容草书云："草如惊蛇入草，飞鸟出林，来不可止，去不可遏。"我们认为，以之注释解读狂草亦为妙观。

狂草比大草情绪表达更加奔放激烈，结体如奔似狂，是大草中最奔放、最浪漫的一种书写法，代表书家有张旭《古诗四帖》（图2-95）、怀素《大草千字文》（图2-96）及《自叙帖》等（图2-97）。

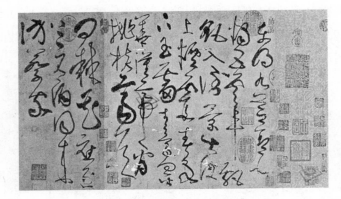

图 2-95　张旭《古诗四帖》

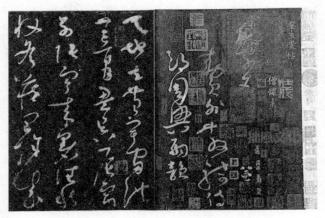

图 2-96　怀素《大草千字文》

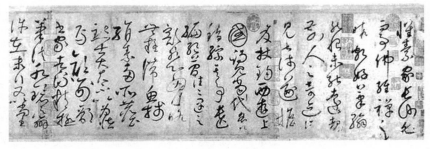

图 2-97　怀素《自叙帖》

唐代还有小草书家孙过庭，代表作《书谱》（图 2-98）。怀素亦作有《小草千字文》。

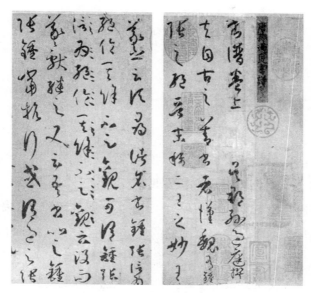

图 2-98　孙过庭《书谱》

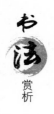
第五节　宋代书法

　　宋代书法艺术的主要成就在行书方面。北宋书法在个性化精神的引导下，走出了王朝更替引起的书法低潮，迎来了"风格时代"的第一个书法高峰。代表这一时期最高成就的，是书法史上著名的"宋四家"——苏轼、黄庭坚、米芾、蔡襄。他们的成就巨大，均将各自的学养倾注于书法艺术之中，尤其是行书体，皆各自开一路书风面貌，有力推动了行书书法艺术的大发展，致使行书艺术又一次达到新的高峰。

　　蔡襄法古开今的探索，苏轼、黄庭坚、米芾"尚意"观念的书法实践，使当时的书坛风气为之一变，成就了很多出彩的行书书法名作。

一、蔡襄

　　北宋蔡襄（1012—1067），字君谟，兴化仙游（今属福建）人，性耿介，工诗文，明于史事，善书，学颜而力于精致，评者以为"大者不失结密，小者不失宽绰……笔甚劲而姿媚有余"。在北宋四大书法家中，蔡襄最为先出，比苏、黄、米三人在年龄上要大二三十岁，书坛论四家却不以时序，习惯称"苏、黄、米、蔡"，将蔡放在四家之末，甚至说成"苏、黄、米、薛（绍彭）"，排蔡于宋四家之外。其原因或云"蔡"是指蔡京，非是蔡襄，但蔡京为人奸佞，为世人所弃，故以蔡襄易之。从书法墨迹看，蔡襄与蔡京均为大家，故书以人废也是有可能的。

蔡襄的书法，先学周越、宋绶，后掺入欧阳询和虞世南笔意，由虞又上溯王羲之，再合于颜鲁公意韵而自成面貌。蔡襄行书分两类：一是工整一路，有《澄心堂纸帖》（图2-99），结体稳健端雅，用笔劲实遒润，韵味淳淡婉美，雍容华贵。二是洒脱一路，有《扈从帖》《脚气帖》，结体闲雅温静。蔡襄的楷书代表作还有《谢赐御书诗》（图2-100）等。蔡襄之书自然生动，用笔简练而精巧，面貌优雅飘逸，黄庭坚《山谷题跋》云："蔡君谟行书简札甚秀丽可爱。"又言君谟书如蔡琰《胡笳十八拍》，"虽清壮顿挫，时有闺房态度"。米芾观其书，以为："蔡襄书如少年女子，体态妖娆，多饰名花。"（《宝晋英光集补遗》）近人评曰：蔡襄是雍容华贵的行书大家。翻开宋人论书，往往有蔡襄"本朝第一"之说。

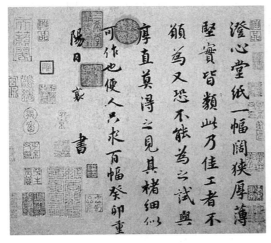

图 2-99　蔡襄《澄心堂纸帖》

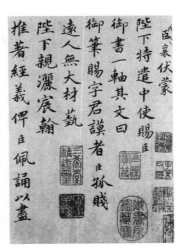

图 2-100　蔡襄《谢赐御书诗》

蔡书比起苏、黄、米三家行书来，也许刚劲不如黄，风流不如米，淳厚不如苏，但是却以"静气、温和、藏中"胜之。蔡襄不仅以一手完美的书法技巧跻身书法大师之列，书法成就为历史公认，还起着承唐启宋的桥梁作用，具有历史性的贡献——对宋初书风、技巧、审美格调加以整合，使宋代书法"尚意"书风得以有发展基础，以及注重在书法艺

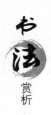

术创作中的抒发意识。

二、苏轼

苏轼（1036—1101），字子瞻，一字仲和，号东坡居士，四川眉山人，嘉祐进士，神宗时任员外郎，知密州、湖州、徐州，因反对王安石的变法，被贬黄州。哲宗时任翰林学士、礼部尚书，后出知杭州，又谪惠州、儋州，后北还病卒于常州，时年66岁，追谥文忠，史称苏文忠公。他学识渊博，才气豪迈，无论古文、诗词、书法、绘画，皆有极高的成就，亦有很深的中医养生修养。

苏东坡在评吴道子画时说："出新意于法度之中，寄妙理于豪放之上。"然这一评说也正是苏轼书法创作的主要追求。他推崇颜真卿"鲁公变法出新意"，推崇柳公权"本出于颜而能自出新意"，认为自己"自出新意，不践古人"，要"变古法"。其在《评韩诗》中说，"书之美者，莫如颜鲁公，然书之坏，自鲁公始"，意打破和摆脱唐人"旧法"之束缚，"我书意造本无法，点画信手烦推求"。对于执笔方法，他说"把笔无定法，要使虚而宽"，又说要"得无法之法"，他评论王献之少时学书："仆以为知书不在于笔牵，浩然听笔之所至，而不失法度，乃为得之。"他认为作书如作文："作文如行云流水，初无定质，但常行于所当行，止于所不可止，文理自然，姿态横生。"苏轼书法得力于颜真卿、杨少师、李北海，正如《书林藻鉴》所说："本之平原以树其骨，酌之少师以发其姿，参之北海以峻其势。"他自信自己"短长肥瘦各有度，玉环飞燕谁敢憎"。他的行书根学晋人，本于二王父子，高超处在于肥而不黑，沉而不滞，可谓胎息于王羲之《兰亭序》，黄庭坚评其曰："东坡道人少时学《兰亭》，故其书姿媚似徐浩；至于酒酣放浪，能忘工拙时，瘦硬字乃似柳诚悬。中年喜学颜鲁公、杨风子书，其合处不减李北海。至于笔圆而韵胜，挟以文章妙天下，忠义贵日月之气，本朝善书者自当推为第一人。数百年后，必有知余此论者。"

苏轼书法善学各家而不囿于一家，遗貌取神，用意精到，得"心手俱忘"境界，渐进自然。中年以后创出了"端庄杂流丽，刚健含婀娜"的新体格神韵，作品有《寒食诗帖》《新岁展庆帖》《人来得书帖》《覆盆子帖》《杜甫桤木诗卷帖》《获见帖》《归安丘园帖》《一夜帖》《次韵辩才诗帖》《太白仙诗二首》等。特别是《寒食诗帖》（图 2-101），由此诗可知，其情感的凄苦悲怒，遭贬后的愤懑心绪，化作书法笔墨，极其郁勃雄逸，仿佛有一种压抑的呼喊。第一行结体工致，行气略见参差，体现心情不平，随情感渐起波动，字的大小和线条的长短错综，体势纵横倾侧、跳宕，节奏变化越来越大，奔放雄畅，似豪情长歌一曲，带有悲剧美。《寒食诗帖》前无古人的章法，精意情感的抒发，堪比王右军《兰亭序》和颜鲁公《祭侄文稿》，人称天下"第三行书"是不无道理的。

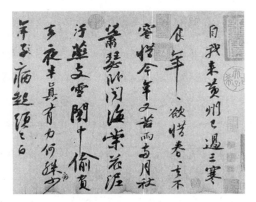

图 2-101　苏轼《寒食诗帖》

苏轼在论书法方面有很多诗，其中《石鼓歌》是他二十几岁的作品，说明他很早就留意金石碑刻。他主张学书以外的学识、修养，这样书法自会得益日进，否则境界不高。他在《柳氏二外甥求笔迹诗》中云："退笔成山未足珍，读书万卷始通神"，意思是说，学书法无学识见解，专事摹仿，即便下的功夫很大也只是徒劳于形式，唯有读书万卷，下笔才有神，所以苏轼对柳氏二外甥专于摹仿下此针砭。清人王文治诗赞东坡："坡翁奇气本超伦，挥洒纵横欲绝尘。直至晚年师北海，更于平淡见天真。"

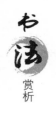

三、黄庭坚

黄庭坚（1045—1105），字鲁直，号山谷道人、涪翁，洪州分宁（今江西九江修水）人，江西诗派首领。黄庭坚也是北宋文坛极有影响的诗人、书法家。他晚出苏轼八岁，曾游于苏轼门下，为"苏门四学士"之一。他与苏轼亦师亦友，一生莫逆。在书法史上，黄庭坚的地位也很高，假如仅就书法的个性开创而言，他的成就和影响甚至在苏轼之上。黄庭坚的行书、草书在中国书法史上都享有盛誉。他的行书笔势雄健，大开大合，在书法史上可谓门庭兀立。草书点画跳跃，神采飞扬，也堪为一绝。

黄庭坚取法颜真卿、怀素及《瘗鹤铭》，行书中锋用笔，线条凝练结实，纵横奇崛，结体中紧外松，呈放射状，书貌气势开张，自成一家，风格独特，作品有《松风阁诗》（图2-102）、《寒食诗跋》（图2-103）、《经伏波神祠诗》（图2-104）。其中《寒食诗跋》在章法上字字相间极近，然点画线条横势放

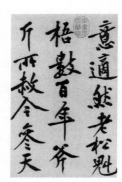

图2-102 黄庭坚
《松风阁诗》

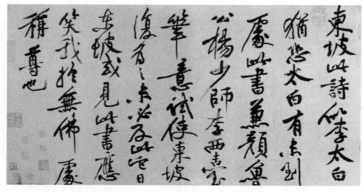

图2-103 黄庭坚《寒食诗跋》

开，峻爽磊落，跌宕起伏，在局促不平之中见奇崛郁勃之生机，仿佛受苏东坡诗意及书风感染而产生情绪波动之共鸣，似有意与之匹敌，其书法艺术水平确实可与苏轼书作并称双绝。

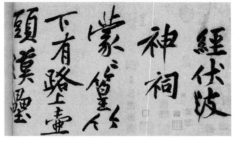

图 2-104　黄庭坚《经伏波神祠诗》

黄山谷的小行书则布局行间宽而字间紧，点画多取横势，体态欹侧，左低右高，如《南康帖》《动静帖》等。

苏、米、蔡以行书作品见长，黄庭坚则是宋四家中唯一以狂草驰名的，是宋代书坛上狂草艺术的代表人物。他对草书艺术研究极广，在《李白忆旧游诗》（图 2-105）中，我们可看到文字内容与线条形式之间的微妙吻合。诗自是李白佳作，一副浪漫欹侧、醉轻王侯的谪仙人派头，而且长歌回转、变化诡异不可遽测。"清风吹歌人云去，歌曲自绕行云飞"，这样奇特而富于想象的诗句与抽象的狂草取得了高度的和谐与融合。当代人所谓的形式与内容的结合，在黄庭坚《李白忆旧游诗》作品

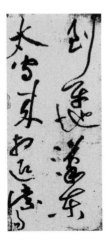

图 2-105　黄庭坚《李白忆旧游诗》

中已得到完美体现，作品在一泻千里的连贯结构中采用各种对比的形式，忽长、忽短、忽左倾、忽右斜，跌宕起伏，充分反映了被太白诗中意境所感染和鼓舞后在书法上流露出来的"手之舞之，足之蹈之"的高昂情绪，从文学艺术到书法艺术浑然一体。他的另一卷草书作品《竹枝词》虽然也保持了奇诡变幻的面貌，但在结构和用笔上却平和多了，不如《李白忆旧游诗》奔放、热烈。由此我们可以认识到，文学内容或多或少、潜移默化地暗示或影响着书法创作者的心理感受。黄庭坚草书遒劲健逸，作品显示出空灵的韵致，线条肆意舒展，纵横开张，明人沈周认为，这是山谷"深

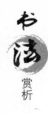

契藏真之法而自入神"的作品，"笔力恍惚，出神入鬼，谓之草圣宜矣"。观唐代狂草之后，唯有黄山谷能存亡继绝，承上启下，法古开今，影响后世。

黄庭坚自己曾说："余极喜颜鲁公书，时时意想为之，笔下似有风气，然不逮子瞻远耳。"又说："学书三十年，初以周越为师，故二十年抖擞俗气不脱。晚乃得苏才翁（舜元）、子美（舜钦）书观之，乃知古人笔意。其后又得张长史、僧怀素、高闲墨迹，乃窥笔法之妙。于夔道舟中，观长年荡桨，群丁拨棹，乃觉少进。意之所到，辄能用笔。"他常触景生情，情随意发，"故不择笔墨，遇纸则书，纸尽则已，亦不计较工拙与人之品藻讥弹。……"黄庭坚心胸宽大，神养旷达，作书也不为规矩束缚，观其论言可知与其书法风貌相一致。在黄庭坚的草书书法作品中，可更显示出他的艺术家气质。《李白忆旧游诗》《诸上座》作为他的书风中最富于浪漫气息的作品，在宋代书法中具有极大的影响。

四、米芾

米芾（1051—1107），初名黻，字元章，号襄阳漫士、海岳外史，被宋徽宗召为书画学博士，官礼部员外郎，人称米南宫，世居太原，后徙襄阳，定居润州（今江苏镇江），故又称"米襄阳"。

米芾行书为宋以来最为婉丽者，书法得气于晋唐，又借鉴于六朝。米芾极善临摹，相传临摹古画书法与原件极似，即使是大鉴赏家也分不出真假来，传世二王墨迹，据说有不少为米芾摹制。米芾行书从晋人风韵中来，参李北海、颜鲁公、沈传师、徐季海等唐朝行书之长而形成他自己的风格。米芾书法功力深厚，不拘成法，笔法强调八面出锋，以侧锋取势，结体侧倒多姿，苏轼评其书说："海岳平生篆隶真行草书，风樯阵马，沉着痛快，当与钟王并行，非但不愧而已。"米芾的主要作品

68

有《苕溪诗》（图 2-106）、《蜀素帖》（图 2-107）、《多景楼诗》《虹县诗》等。

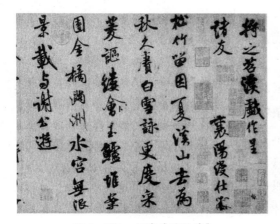

图 2-106 米芾《苕溪诗》

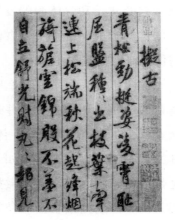

图 2-107 米芾《蜀素帖》

五、赵佶

赵佶（1082—1135），即宋徽宗，政治昏庸而工书画，是一位杰出的艺文天才。他多才多艺，工诗词，有《宣和宫词》三卷，已佚，后人辑有《宋徽宗诗》《宋徽宗词》；善绘画，山水、人物、花鸟、墨竹，无不精工至极，刻画入微，存世画迹有《芙蓉锦鸡》《池塘秋晚》《四禽》《雪江归棹》等；能书法，其行、草皆为优等。

赵佶是一位艺术家皇帝，他终日迷恋于书法和绘画，无心坐在龙椅上处理庞大的大宋政事。他先是启用当时的"足球明星"高俅，封他为殿帅府太尉，接着又重用蔡京、童贯之类，把一切朝政都交由这几个人处理。而他则狠抓文化艺术事业，并亲自掌管翰林图画院，给画家以优厚的待遇，鼓励他们创作优秀的作品，像米芾、张择端等一代大师遂应运而生。并广泛收集民间文物，特别是金石书画，扩充翰林图画院，将御府所藏历代的书画辑编成《宣和书谱》《宣和画谱》《宣和博古图》等书。他对宋代画院的建设和院体画的发展，对书画艺术的推动和倡导，以及对古代艺术的整理与保存，是有突出贡献的。

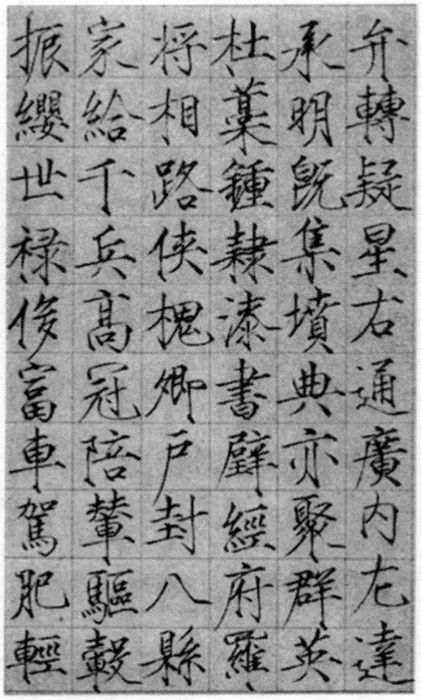

赵佶的书法，初习黄庭坚，后又学褚遂良和薛稷、薛曜兄弟，并杂糅各家，取众家所长，独创"瘦金书"体，别具一格。其特点是瘦直挺拔，侧锋如兰竹，横画收笔带钩，竖画收笔带点，撇如匕首，捺如切刀，竖钩劲挺细长，"如屈铁断金"，有《楷书千字文》（图2-108）传世。这种书体

图2-108 赵佶《楷书千字文》

是一种非常成熟的书体，赵佶把它的艺术个性发挥得淋漓尽致，后世习其书者甚多，然得其骨髓者可谓寥若晨星。正如《书史会要》说的那样："笔法追劲，意度天成，非可以陈迹求也。"传世书帖有《草书千字文》《闰中秋月诗帖》等，对后世颇有影响。

第六节　元代书法

　　元代虽然非汉族统治，然而在文化上却被汉文化所同化，故而书法传统并没有因此而终结。与宋不拘常法的意境追求不同，元代之意表现为刻意求工的形式美追求。所以苏轼标榜的是"我书意造本无法"，赵孟頫强调的是"用笔千古不易"，前者追求率意之意，后者强调有意之意，这和元代书坛因亡国之痛而涌起的复古主义思潮有关。

　　元代书坛的核心人物是赵孟頫，他所创立的楷书"赵体"与唐楷之欧体、颜体、柳体并称四体，成为后代规摹的主要书体。由于赵孟頫的书法思想绝对不逾越二王一步，所以，他对王派书法的精妙之处颇有独到的领悟，表现为"温润闲雅""秀研飘逸"的风格面貌。这也和赵孟頫笃信佛教，审美观趋向折衷平和、清恬、淡雅有关，同时和他寄人篱下的心境，借闲雅飘逸的超然之态获得一种精神解脱有一定联系。在元朝书坛享有盛名的还有鲜于枢、邓文原，虽然成就不及赵孟頫，然在书法风格上也有自己的独到之处。

　　宋元时期，北方少数民族在政治、经济上崛起，书法家也不乏其人，如哈萨克族的康里巎巎，也以自己独到的艺术形式丰富了书坛的面貌，为书坛增添了新鲜血液。

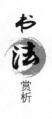
一、赵孟頫

赵孟頫（1254—1322），字子昂，号松雪道人，浙江吴兴人，宋太祖十一世孙，入元被召，后谥文敏，故世又称赵文敏。他又善音乐，精丹青，工诗文。书法幼时习宋高宗赵构，又从张即之习米芾书法，后又习魏晋书法，晚年大字出入李北海，可谓"习众善而成一家"。赵孟頫广泛吸收宋以前历代"古法"之营养。各体皆善，被明代何良俊称为"唐以后集书法之大成者"。

赵孟頫楷书出自二王，书碑时又掺有李邕笔意，书风多停匀娴雅。他深通古法，书大楷字也能与行书书法接通，笔势挥运自如，其书以圆润清秀、优雅妩媚见长，或认为其失于柔弱。有行楷代表作《妙严寺记》、《胆巴碑》（图2-109）、《三门记》（图2-110）等。

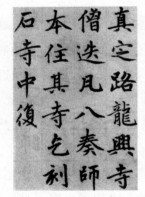

图2-109　赵孟頫《胆巴碑》　　　　图2-110　赵孟頫《三门记》

赵孟頫的行书与其楷书一样精妙，虞集论书云："书法甚难，有得于天资，有得于学力，天资高而学力到，未有不精奥而神化者也，赵松雪书，笔既流利，学亦渊深，观其书，得心应手，会意成文，楷法深得

《洛神赋》而揽其标，行书诣《圣教序》而入其室，至于草书，饱《十七帖》而变其形，可谓书之兼学力天资，精奥神化而不可及矣。"

赵孟頫书法被公认为行草成就最高，对后世影响也最深。他的书法始终以二王为本，承续王羲之中正平和一路的书风，行草作品有《兰亭十三跋》（图2-111）、《归去来辞卷》、《赤壁赋》（图2-112）等。

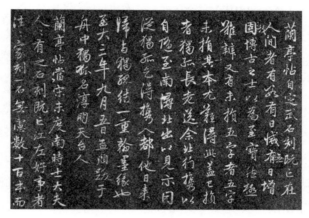

图 2-111　赵孟頫《兰亭十三跋》

赵孟頫同样擅于篆隶书体，篆书自石鼓文、《诅楚》起手，间取秦·李斯，唐·李阳冰，以中锋线条呈现圆润婉丽的质感美，多见于诸碑额。

赵孟頫书法影响了当时的一代士人，甚至还影响至明代，到晚明个性解放思潮出现，"赵体"风靡局面才被打破。入清以后，"赵体"深受乾隆帝喜爱，致使"赵体"再次流行。赵孟頫在书法艺术上所倡导的全面回归古典主义的潮流在中国书法史上产生了深远的影响，他也是承上启下的书法大家。他的书法作品还被当时在中国做驸马又为沈王的高丽国王王璋及其侍臣李齐贤等传入高丽，从高丽末期至朝鲜时代中期，"赵体"书风整整影响达3个世

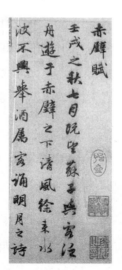

图 2-112　赵孟頫
《赤壁赋》

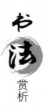

纪以上，足见赵孟頫书法对朝鲜书法史影响的巨大而深远。

二、鲜于枢

　　鲜于枢（1256—1301），字伯机，一作伯几，号困学民，又号直寄老人、虎林隐吏等，自署渔阳（今属河北蓟县）人，生于汴梁（今河南开封）。他一生仕途失意，曾一度寓居扬州，在元初与赵孟頫齐名，在元代初倡导复古书风的潮流中，与赵孟頫、邓文原被称为书坛三大家。赵孟頫极推崇其书法，说："伯机草书过吾远甚，极力追之而不能及。"又说："困学之书，妙入神品，仆所不及。"鲜于枢也推崇赵孟頫书法，称松雪为"当代第一"。他的书学观念也与赵孟頫非常一致，以复古为宗旨，崇尚晋人的书风。他认为书法"至东坡、山谷始大变，东坡尚有会稽、北海体制，至于涪翁（黄庭坚）全无古意"（鲜于枢《保母砖帖跋》）。

　　鲜于枢的楷、行、草书都很精妙，从作品看可见其钟繇、欧、虞之风。鲜于枢书法有自己的特点，结体线条萧散飞动，体态伟岸，笔法圆劲中透出风采。在世时与赵孟頫齐名，惜其寿不长，对后世影响不如赵孟頫大，原因是他们书风接近。其作品有《保母砖帖跋》《游高亭山记卷》《论张旭、怀素、高闲草书》等。

三、邓文原

　　邓文原（1258—1328），字善之，一字匪石，人称邓巴西，又称素履先生，绵州（今四川绵阳）人。邓文原以正、行、章草名于世，先法二王，后融北海，晚年加官晋爵，书学日废，书法不及赵子昂、鲜于枢。

　　邓文原和鲜于枢合气于赵孟頫复古大旗下，是此潮流中不可缺少的干将。然可谓鲜于枢影响不如赵子昂，而邓之影响又不及鲜于。后邓书名渐隐，原因是其晚年渐渐疏于翰事，张雨有跋文："（邓）中岁以往，爵位日高，而书学益废。与之交笔砚，始以余言不妄，殆暮年章草，如隔事矣。信为学不可止如此。"（张雨《邓文原急就章跋》）

四、康里巎巎

康里巎巎（1295—1345），字子山，号正斋，康里人。历官承直郎集贤侍制、礼部尚书、奎章阁大学士。他是赵派回归古典书风潮流中的一员健将，然又独树一帜，呈现其北方边疆少数民族的气息。由于他的努力，元代后期的书法呈现了新的气象。

康里巎巎的传世书法作品有《渔父词》《颜鲁公述张旭笔记》《柳宗元梓人传》《李白诗卷》《谪龙说卷》《行草手札》等。他的书法受赵孟頫复古思想影响，醉心于二王一脉书风，"正书师虞永兴，行草师钟太傅、王右军"（陶宗仪《书史会要》）。他的行草书成就很高，在中国书法史上占有一定地位，宗二王一路，又学孙过庭、怀素，用笔透出爽利神骏之风，少修饰，近献之、米芾。因其运笔速度较快，自谓能日书三万字，亦未尝以力倦而辍笔。有评者说其"行草逸迈可喜，所缺者沉着不足"。

其可贵之处在于，借鉴子昂来承继古法，并在高古雅逸的书法韵致上透射出豪迈爽利的气息，显示出北人的刚毅之美，自然形成个性特征。同时其书风也渐从"赵体"书风中走出，影响着其他书家，为明朝行草书的复兴引出了前奏曲，如影响到明初期的"三宋"（宋克、宋广、宋璲），甚至明中期的文徵明，具有不可低估的意义。

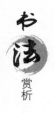

第七节 明代书法

一、楷书

明代善小楷者有祝允明、文徵明、王宠。

1. 祝允明

祝允明（1460—1526），字希哲，因右手有枝生手指，故自号枝山，世称"祝京兆"，长洲（今属江苏苏州）人，能诗文，尤工书法，名动海内。他和唐寅意气相投，玩世狂放，并与唐寅、文徵明、徐祯卿并称为"吴中四才子"。其书法造诣很深，各体兼能，蜚声艺坛，与文徵明、王宠同为明中期书家之代表，并称"三大家"。

他的楷书早年精谨，师法赵孟頫、褚遂良，并从欧、虞而直追"二王"。小楷书《东坡记游卷》书录了苏东坡"记游"若干节，是祝允明53岁时书写，书法风格出自钟繇，用笔清健沉雄，可谓其小楷书之代表作品之一。另有《楷书千字文》等。（图2-113）

2. 文徵明

文徵明（1470—1559），长洲人，明代书画家，初名璧，字征仲，号衡山、衡山居士，斋名停云馆，官至翰林待诏。文徵明多才艺，学文于吴宽，学书于李应祯，学画于沈周，与祝允明、唐寅、徐祯卿三人被称

"吴中四才子"。文徵明的书画造诣极为全面，其诗、文、书、画无一不精，人称"四绝"全才。他虽学继沈周，但仍具有自己的风格。他一专多能，能青绿，亦能水墨，能工笔，亦能写意。山水、人物、花卉、兰竹等无一不工。

　　文徵明书法初师李应桢，后学宋元，又上溯晋唐，博取精华，为集古之大成者。楷、行、草、隶诸体皆佳，尤精小楷，人称有"二王"风骨。文徵明的小楷书代表作有《醉翁亭记》《赤壁赋》《离骚经》《四山五十咏》《莲社图记》（图2-114）等。

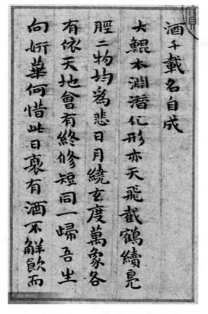

图2-113　祝允明小楷　　　　图2-114　文徵明《莲社图记》

3. 王宠

　　王宠（1494—1533），明代书法家，字履仁、履吉，号雅宜山人，吴县（今属江苏苏州）人。王宠博学多才，工篆刻，善山水、花鸟，他的诗文在当时声誉很高，而尤以书法名噪一时，善小楷，行草亦为精妙，

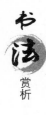

为明代中叶著名的书法家，著有《雅宜山人集》。

王宠的传世书迹有《诗册》《杂诗卷》《千字文》《古诗十九首》《李白古风诗卷》《游包山集》（图2-115）等。晚明邢侗在《来禽馆集》中说："履吉书原自献之出，疏拓秀媚，亭亭天拔，即祝之奇崛，文之和雅，尚难议雁行，矧余子乎！"

王宠的书法不但取法晋人，而且成就不让祝文二人，书法面貌体现空灵之韵，当代关注王宠小楷者渐多。

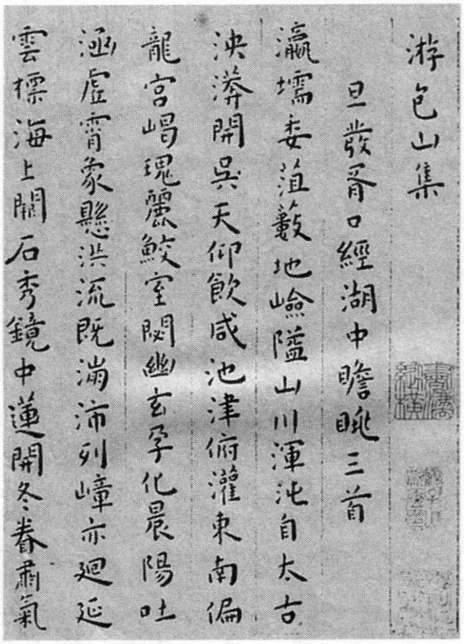

图2-115　王宠《游包山集》

二、行书

明代行书主要有文徵明、董其昌两家。

1. 文徵明

文徵明在书法史上以兼善诸体闻名，尤擅长行书和小楷，王世贞在《艺苑言》上评论说："待诏（文徵明）以小楷名海内，其所沾沾者隶耳，独篆不轻为人下，然亦自入能品。所书《千文》四体，楷法绝精工，有《黄庭》《遗教》笔意，行体苍润，可称玉版《圣教》，隶亦妙得《受禅》三昧，篆书斤斤阳冰门风，而楷有小法，可宝也。"

文徵明书法温润秀劲，稳重老成，法度谨严而意态生动。虽无雄浑的气势，却具晋唐书法的风致。他的书风较少具有火气，在尽兴的书写中，往往流露出温文的儒雅之气。也许仕途坎坷的遭际消磨了他的英年锐气，大器晚成却使他的风格日趋稳健。他的行书传世书作有《滕王阁记》《行书千字文》《醉翁亭记》等。

2. 董其昌

董其昌（1555—1636），字玄宰，号思白、香光居士，书法阴柔秀美、萧散空灵，书风温雅秀媚，影响了整个清代前期。

董其昌是由于起初在考试时字写得不好，遂发愤用功，走上书法之路，终成名家。这在他的《画禅室随笔》有所记述，其中还自述学书经过：他在十七岁时参加会试，本可因文才而名列第一，但松江知府衷贞吉在批阅考卷时嫌其字写得太差，遂将第一改为第二，同时将字写得较好的董其昌堂侄董源正拔为第一。这件事极大地刺激了董其昌，自此钻研书法。董其昌回忆说："郡守江西衷洪溪以余书拙置第二，自是始发愤临池矣。初师颜平原《多宝塔》，又改学虞永兴，以为唐书不如魏晋，遂仿《黄庭经》及钟元常《宣示表》《力命表》《还示帖》《丙舍帖》。凡三年，自谓逼古，不复以文征仲、祝希哲置之眼角。"由此可知，董其昌几乎学习研究了魏晋以来的绝大部分名家，从钟、王到颜、柳，从怀素到杨凝式、米芾，直至元代的赵孟頫，其一生也喜欢与赵孟頫对照。

董其昌吸收传统并消化出来的风格与吴门派不同，他化李北海雄强之骨为淡雅，化米芾体势而为简约，点画线条遒丽清秀，结体飘逸挺拔，布局字距与行距很是疏朗，喜用淡墨和润墨，字里行间呈现着禅机和生气。包世臣《艺舟双楫》云："其书能与姿致中出古淡，为书家中朴学。"他的代表作有《东方朔答客难》《月赋》等。

三、草书

1. 祝允明

祝允明书风的跨度很大，他能写极醇古端严的小楷，特别是如钟繇《宣示表》一路的古朴风格，在他是信手拈来，非常自然。另一方面，他又能作狂草，濡染大笔，泼墨淋漓，落笔洒脱如疾风扫残叶，用笔迅捷跳荡。在明代书坛前期，祝允明的才气已众所周知。

祝允明草书与同时代的作品相比，对节奏、速度的把握能力及灵敏度堪称首屈一指，这亦是书法家最为重要的素质。（图2-116）

2. 王铎

晚明书家王铎不愧为一代书法大师。他学宋书家米芾有乱真之誉，被称为明代学古法帖的标志性书家。"千有余岁，独此老起而振兴之。遥遥华胄，千载若接，是此道未坠于地，皆此老之力矣"（段胜川跋语），这样的评价可谓独具慧眼。王铎最大的贡献在于草书，其结构变化欹侧，点画线条遒劲而苍老，艺术个性特征明显，强烈的"涨墨"技巧在线条纵横之间渗化而成的墨块是他书法形式夸张对比的一大特点。（图2-117）

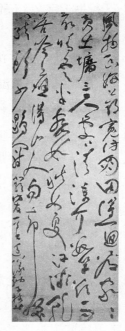

图2-116　祝允明草书作品

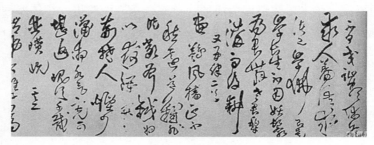

图2-117　王铎草书作品

3. 傅山

明末清初医学家、书家傅山在诗、文、书、画诸方面皆善学妙用，造诣颇深，其知识领域之广，成就之大，清初诸儒无出其右，他亦因在书法上的成就被时人尊为"清初第一写家"。他的书法胎息于颜真卿，综观当时书风，他总结出"宁拙毋巧，宁丑毋媚，宁支离毋轻滑，宁直率毋安排"的创作理念。他的画同样达到了很高的艺术境界，所画山水、梅、兰、竹等均精妙无比，被列入"逸品"之列，即作品具有中和逸气之美。《画征录》评说："傅青主画山水，皴擦不多，丘壑磊珂，以骨胜，墨竹也有气。"他的字画中均渗透着自己的孤高品格和崇高气节，博得后人的高度赞扬。

傅山可谓是书法创作家，也是书法理论家，他的出现具有划时代意义。他在创作上将明代积弱一扫而空，在理论上又扭转了中国书法史上沿袭日久的审美定势，他的奔走呐喊影响了清代书法艺术的发展方向。

傅山是个医生，有名的《傅青主女科》在医学史上有突出地位。他还是个"孤臣孽子"，誓死不食清禄。此外，作为哲学家，他对明清之际的思想界影响独多。所以，他是一个综合多元的历史人物。他对书法的见解，也应引起每个书法创作者的重视。

傅山的狂草重真性情，强调气势，与明代大草如徐渭、王铎等稍相接近，但在磅礴大气上更胜之。盘龙舞虺的线条缠绕显示强有力的壮美格调。（图2–118）

"宁拙毋巧，宁丑毋媚；宁支离、毋轻滑；宁真率，毋安排"。傅山的书法美学观可谓扫荡了元明书法的偏狭精巧趣味而走向更广博的境界，故他对赵孟頫愤愤不已，屡加指摘，在"丑""拙"的标准下看赵孟頫的轻歌曼舞，自然不会尽如人意。

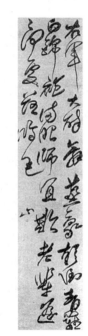

图 2–118　傅山《右军大醉七言诗》

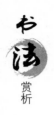

第八节　清代书法

　　清代的隶书艺术是继汉以后的又一高峰，三百年里涌现了众多隶书名家，各自均有其强烈个性和风格，最具代表性的有清朝隶书四大家——郑簠、金农、邓石如、伊秉绶，以及郑燮、翁方纲、陈鸿寿、何绍基、赵之谦、吴昌硕、沈曾植等。清代隶书家的隶书体现了时代气息，继承了汉隶书法，并进一步发展了汉隶书法艺术，清代是隶书史上的复兴期。除隶书以外，清代书法家们在其他书体上也颇有成就。

1. 郑簠

　　郑簠（1622—1693），字汝器，号谷口，江苏上元（今属南京）人，原籍福建莆田，明洪武间祖父一辈迁至金陵（今南京）。郑簠为名医郑之彦次子，深得家传医学，以行医为业，终生不仕，工书，雅好文艺，善收藏碑刻，尤喜汉碑。

　　郑簠为清初隶书成就最高者，其所作隶书以行草笔法参之，开清人作隶之法门，被誉为清代隶书第一人。其代表作有《隶书谢灵运石室山诗卷》（图2-119）。

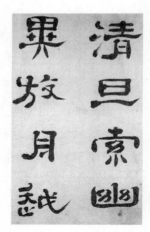

图2-119　郑簠《隶书谢灵运石室山诗卷》

2. 金农

　　金农（1687—1763），清代书画家，"扬州八怪"之首，字寿门、司农、吉金，号冬心先生、稽留山民、曲江外史、昔耶居士等，钱塘人，布衣终生。好游历，卒无所遇而归。晚寓扬州，卖书画自给。嗜奇好学，工于诗文书法，诗文古奥奇特，并精于鉴别。书法创扁笔书体，兼有楷、隶体势，时称"漆书"。53 岁后才工画。他的画造型奇古，善于用淡墨干笔作花卉小品，尤工画梅。以《天发神谶碑》（图 2-120）入隶，用笔方扁如刷，墨法似漆，具有汉间意趣。

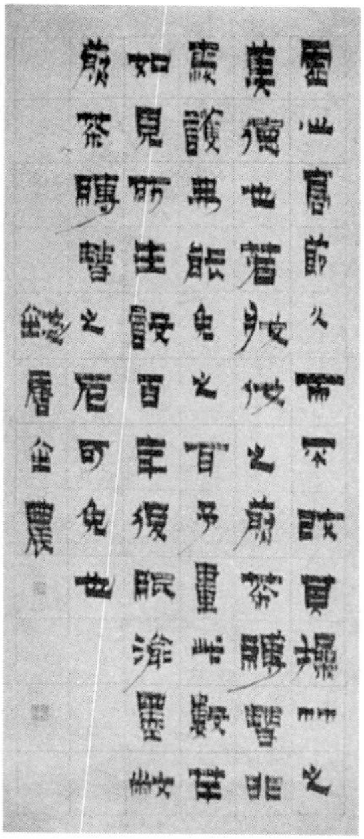

图 2-120 金农《天发神谶碑》

3. 邓石如

邓石如（1743—1805），清代书法金石学家和文坛泰斗，经学宿儒，邓派的创始人，怀宁（今属安徽）人，原名琰，因避嘉庆讳，以字行，号顽伯、完白山人、笈游道人、古浣子。他出生于寒门，9 岁时读过一年书，停学后采樵、卖饼饵糊口，后又靠写字、刻印谋生。曾在江宁大收藏家梅镠处 8 年，"每日昧爽起，研墨盈盘，至夜分尽墨，寒暑不辍"。不久得到曹文埴、金辅之等人的推奖，书名大振。张惠言、包世臣都曾向他学习书法。

邓石如出生寒士之门，祖辈"潜德不耀"的为人品德和"学行笃实"的治学精神及桀骜不驯的性格对他的成长具有潜移默化之功。邓石如 20 岁左右即开始了一生的游历生涯，浪迹江湖，到处寻师访友。他一生刻苦自励，倾注于艺术的全部生活内容几乎就是"交游"二字。他不求闻达，不慕荣华，不为外物所动，不入仕途，始终保持布衣本色，这完全是一位纯粹的艺术家我行我素、自由自在的逍遥人生。著有《完白山人篆刻偶存》。

邓石如是清代碑学巨匠，对后世影响颇大，所写隶书多掺篆籀笔法，骨劲貌丰，点画线条极具视觉冲击力（图 2-121）。

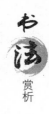

4. 伊秉绶

伊秉绶（1754—1815），字组似，号墨卿、默庵，福建汀州宁化人。乾隆五十四年（1789）进士，授刑部主事，迁员外郎，曾任惠州知府、扬州太守等官。他为官清廉，勤政爱民。《芜城怀旧录》誉之："扬州太守代有名贤，清乾嘉时，汀州伊墨卿太守为最著，风流文采，惠政及民，与欧阳永叔、苏东坡先后媲美，乡人士称道不衰，奉祀之贤祠载酒堂。"

伊秉绶出身书香门第，喜绘画，工四体，其行楷有颜真卿之神韵，又博采广收，兼师百家，自抒己意，为时人瞩目。其隶书成就最高，为清代碑学中隶书中兴的代表人物之一。书体横平竖直，结体方正，有较强的装饰意趣；用笔圆浑，毫不夸张，意到笔止。初看有点平淡、呆板，但细加推敲，则会觉察到其字齐而不板、整而不呆、厚而不满，气韵生动，飘逸脱俗，结体别出新意，讲究疏密变化，收放得体。大字雄强挺拔、愈大愈壮，小字清新雅丽、端庄多姿。其隶书深得汉隶之妙理，所书隶书宽博宏伟，气息高古，有"隶中鲁公"美誉（图 2-122）。

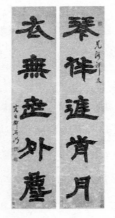

图 2-121　邓石如作品

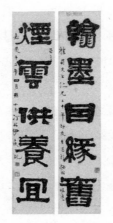

图 2-122　伊秉绶作品

5. 郑燮

郑燮（1693—1765），字克柔，号板桥，书画家，"扬州八怪"之一，行书参以隶、北碑笔势，纵横奇崛，顽强地表现出不拘传统、藐视时尚的精神。郑燮隶书成就最高，其所作隶书，以行草笔法参之，开清人作隶之法门。

"扬州八怪"在书法艺术上敢于创新，成就突出的当首推郑板桥。但在当时，都被视作为"怪"，被斥为不成体统的歪门邪道。实际上，正是由于他们的这种大胆创造，冲击了当时笼罩于清代书坛的乌黑、光洁、方正的"馆阁体"，他们以特有的书体崛起于书坛，别开蹊径。板桥的书法就像他画的竹子，桀骜不驯，自成一体。

郑板桥的书法极具特点，楷书学《瘗鹤铭》、黄山谷、二王，写得清新亮丽，后来参以隶书的波磔、篆书的结构、行草的用笔，创造了一种称"六分半书"的新书体，以楷、隶为主，把楷、草、隶、篆四体融为一体，并且用作画的方法去书写，这是他在书法艺术上的大胆独创。他的字用笔方法多样，线条类似他所画的竹子；结体夸张，长窄的字更加长窄，宽的更宽，斜的更斜；章法布局，大小错落，上下左右互相响应，疏密相间，所谓"乱石铺街"，富有节奏韵律感。郑板桥的书法出现在推崇帖学的清代书坛，给人耳目一新的感觉，有众多对联、条幅、条屏等墨迹传世。他的行草代表作《满江红》，超越当时流行的媚俗风气，笔致飘逸。（图2-123）

6. 翁方纲

翁方纲（1733—1818），字正三，号覃溪，晚号苏斋。他精于汲古，于金石书画碑帖无不研究，书法遒劲，为世人所注重。他的书法初学颜真卿，继学欧阳询，后又临摹汉碑，海内求其书者络绎不绝，著名碑帖题跋很多出其手笔，著有《两汉金石记》等书。

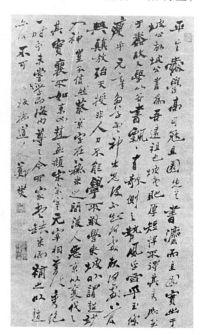

图2-123　郑燮草书作品

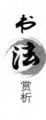

翁方纲与同时的刘墉、梁同书、王文治齐名，为清四家。

7. 陈鸿寿

陈鸿寿（1768—1822），字子恭，号曼生、曼公、恭寿、老曼等，钱塘人。嘉庆拔贡，曾任溧阳知县、江南海防同知。工诗文、书画，善制宜兴紫砂壶，人称其壶为曼生壶。书法长于行、草、篆、隶诸体。篆刻师法秦汉玺印，旁涉丁敬、黄易等人，为著名的"西泠八家"之一，是清代艺坛一代大师。

陈鸿寿于艺术涉猎广泛，而且造诣极高。他的篆刻出入秦汉，继丁敬、蒋仁、黄易、奚冈。绘画精于山水、花卉、兰竹，山水介于明代姚绶与程燧之间，花卉、兰竹虽源自陈道复、李鱓，但不拘于宗法，而有潇洒之趣，实为赵之谦的先驱。书法以隶书最为著名。

他的隶书清劲，结体自由，穿插挪让，相映成趣，为当时的一种新风格。他广泛学习汉碑，尤其善于从汉摩崖石刻中汲取营养，在用笔上金石气十足，结体奇特，笔画圆劲，如银画铁钩，奇崛老辣。陈鸿寿的隶书较之以往的隶书具有"狂怪"的特点，说明他有创新的勇气和才能，但用笔仍然属守古法，笔笔中锋，力透纸背。其篆书略带草书意味，喜用切刀，运刀犹如雷霆万钧，苍茫浑厚，爽利恣肆，使浙派面貌为之一新，浙中人多学习他，对后世影响较深，与陈豫钟齐名，世称"二陈"。行书清雅不俗。蒋宝龄《墨林今话》中说："曼生酷嗜摩崖碑版，行楷古雅有法度，篆刻得之款识为多，精严古宕，人莫能及。"其取法摩崖《石门颂》，能遗其貌，取其理，重新合理组成结体，所写作品清新古雅，有超凡境界。（图 2-124）

8. 何绍基

何绍基（1799—1873），字子贞，道州人（今属湖南），学颜真卿而自成面貌，对后世有一定影响。行书多参篆意，于纵横欹斜中见规矩，

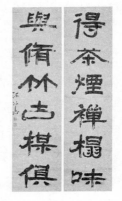

图 2-124　陈鸿寿作品

恣肆中透出秀逸之气。何绍基行书根于颜真卿《争座位帖》和《裴将军诗》，三四十岁就已确立了自己的风格，显得既温柔敦厚而又和雅内敛。晚年笔法则变得生辣奇崛，五十岁左右之作糅合了《兰亭序》和李北海笔意，线条表现得挺拔矫健。他将圆浑饱满的颜真卿行书和俊爽锋锐的欧书自然地融合于自己的点画线条中，能出奇生妙，行与行之间疏密错综有序，天然质朴，体现其在艺术上的造诣之深。他尊古创新，别开生面，形成古朴自然的独特行书风格，其行书对现当代书法艺术具有一定的影响。代表作品有《惜道味斋经说》《东洲草堂诗·文钞》《说文段注驳正》等。

何绍基被誉为集汉碑之大成者，其初法颜真卿、李北海，晚年习汉隶，遍临汉碑，犹用功于《礼器》《张迁》两碑，各临百通，所作隶书可谓神韵直逼汉人。（图2-125）

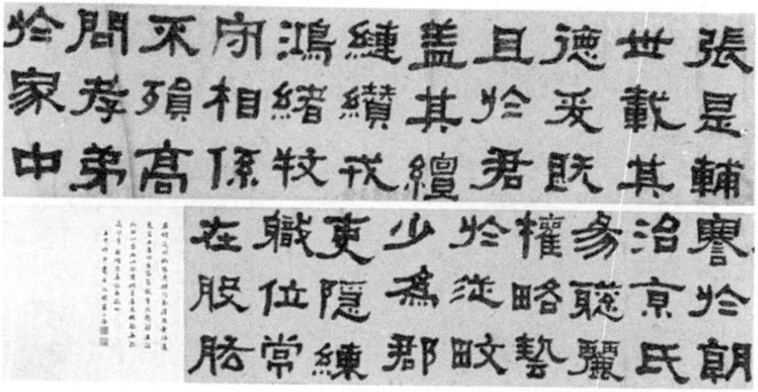

图 2-125　何绍基作品

9. 赵之谦

赵之谦（1829—1884），清代著名的书画家、篆刻家，汉族，浙江绍兴人。初字益甫，号冷君；后改字撝叔，号悲庵、梅庵、无闷等。赵之谦的篆刻成就巨大，对后世影响深远。近代的吴昌硕、齐白石等大师都从他处受惠良多。他在金石书画方面均有很高造诣，融魏碑体势入隶书体，别开生面，但有时易失之纤巧做作。（图2-126）

10. 吴昌硕

吴昌硕（1844—1927），汉族，浙江省湖州安吉县鄣吴村人，清末民初的篆刻家，亦工书法、绘画。他本名吴俊或吴俊卿，昌硕是他的字号，他也使用过字号昌石，另有别号缶庐、苦铁、大龙等，70岁之后称自己为"吴字"。吴昌硕最擅长写意花卉，他以书法入画，把书法、篆刻的行笔、运刀、章法融入绘画，形成富有金石味的独特画风。他以篆笔写梅兰，狂草作葡萄，所作花卉木石，笔力敦厚老辣、气势雄强。他与任伯年、赵之谦、虚谷齐名，为"清末海派四大家"。他是清代末期的金石大师，其隶书参《石鼓》笔意，气酣貌拙。（图2-127）

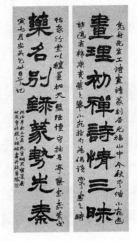

图2-126　赵之谦作品　　　　图2-127　吴昌硕作品

11. 沈曾植

沈曾植（1850—1922），字子培，号巽斋，别号乙盦，晚号寐叟等，浙江嘉兴人。他博古通今，学贯中西，以"硕学通儒"蜚振中外，誉称"中国大儒"。沈曾植为光绪六年（1880）进士，历官刑部主事、刑部员外郎、总理衙门章京、安徽布政使等。他的书法（图2-128）以行草书名世，早期攻帖学，先后师法钟繇、黄山谷等，后得力于北碑，晚年取径黄道周、倪元璐，并融入章草与齐魏碑版造像，追求碑帖兼融，形成自己生拙奇特的书风。沈曾植在当时书坛无太大影响，却对现当代书法影响很大。

清代晚期至民国，崇尚碑派及碑帖结合的书家还有郑孝胥（1860—1938）、曾熙（1861—1930）、李瑞清（1867—1920）、易孺（1872—1941）、杨度（1874—1931）、齐白石（1863—1957）、梁启超（1873—1928）、于右任（1879—1964）、弘一（1880—1942）等。其中于右任所著《标准草书》影响至今。

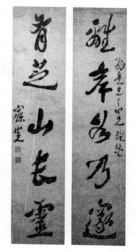

图 2-128　沈曾植作品

知识链接：沈尹默

沈尹默（1883—1971），原名君默，字中、秋明，号君墨，别号鬼谷子，浙江湖州人，生在陕西汉阴，是当代杰出的书法家、书法理论家、学者、诗人、教育家。早年二度游学日本，归国后先后执教于北大、北京女子师范大学，与陈独秀、李大钊、鲁迅、胡适等同办《新青年》，为新文化运动的得力战士，新中国成立后任中央文史馆副馆长等职。

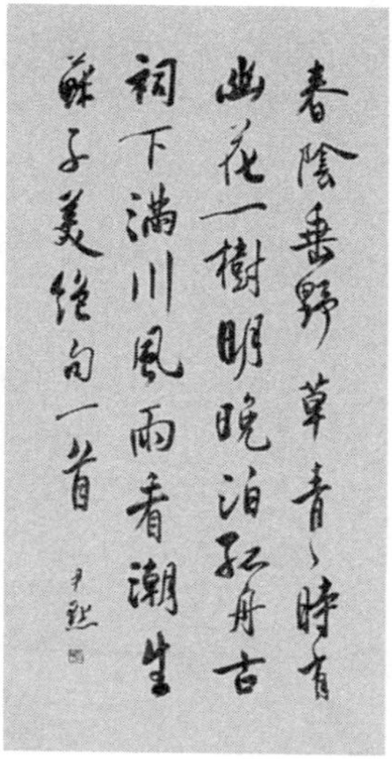

沈尹默诸体皆工，尤其擅长行书，初学褚遂良，后遍习晋唐诸名家，晚年融会了苏东坡、米芾等人的风格，行气流畅自然，体态娇美多姿，用笔清圆秀润而显劲健遒逸之美。楷书于褚遂良得力最多，自成面貌。他精于笔法和研究，倡导以腕行笔，书风在秀雅飘逸中见刚健遒劲（图 2-129），理论著作有《二王书法管窥》等。

沈尹默对中国书法事业的贡献不仅在理论上，还在于结束了中国书法艺术私相传授的历史，在青

图 2-129　沈尹默作品

黄不接的年代里，为书法事业的复兴而培养了一支队伍，这支队伍已成为中国书法艺术发展的中坚力量，他们肩负传递书坛薪火并推动书法事业进一步发展的历史使命。我们认为，这是沈尹默先生的历史意义所在。

练习书法，首要掌握与写字相关的基础知识，如书写工具的种类、选择和使用方法，写字的姿势和执笔方法，以及如何选帖和临帖等。

第三章

书法入门

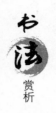

第一节　笔墨纸砚概说

汉字书法的书写工具主要是笔、墨、纸、砚，即人们常说的"文房四宝"。练习书法，先要选择好书写工具，还要注意了解它们各自的性能和使用保养方法，这样才能达到较为理想的书写效果。

一、笔

（一）笔的产生

笔有很多种类，这里主要介绍我国传统书法中常用的毛笔。可以说，毛笔是汉字书法艺术中的主角。在文房四宝中，毛笔为四宝之首。中国汉字之所以发展成为独特的书法艺术，与毛笔特有的性能密切相关。由于毛笔的特有性质，使得书写出的汉字锋芒刚柔并蓄、可方可圆、能枯能润、能伸能缩，若书写者掌握它的性能，就能够创造出妙趣横生的黑白艺术。汉代蔡邕在《笔论》中有云："惟笔软则奇怪生焉。"可见毛笔在书法艺术中的重要性。

相传，毛笔是由秦代蒙恬所创。从目前考古的资料中推断，早在新石器时代的仰韶文化时期已有了毛笔，距今已有六千多年的历史，如在仰韶文化遗址彩陶上的花纹图案是用毛笔描绘的。殷商时代的甲骨文大多数是刀刻的，但在尚未镌刻的甲骨文字样中，可以看出毛笔书写的痕迹，其中有少数是毛笔书写的朱砂书、墨书。

经考古发掘，春秋战国时已有毛笔。1954 年 6 月，在湖南长沙市左家公山的战国楚墓中就出土了一支完整的毛笔，笔杆为实心，笔毛夹在其中，用细丝线缠着，用上好的兔箭毛做成，长 2.5 厘米，整个笔套在一节小竹管内。1975 年，在湖北云梦睡虎地秦墓中出土的笔，在竹杆端部凿成一腔，装上笔头，已非常近似现在的毛笔了。

历史上虽有蒙恬造笔的传说，但上述出土的实物都早于蒙恬生活的时代。可以认为，蒙恬是在前人造笔经验的基础上，对笔的制造技术和原料的选择做了改进，使之更趋完善。

东汉时期，书法艺术得到了长足的发展，制笔业逐渐发达，笔的制作也不断改进，而且出现了我国历史上最早的关于制笔的记述——《笔赋》。文中说，要选用冬天的狡兔毛制笔，削文竹为笔管，加漆丝之缠束。到了唐代，安徽宣城成为全国的制笔中心，所产毛笔称为"宣笔"。大约到了元代，浙江湖州的湖笔取代了宣笔的地位而驰名全国，久盛不衰，至今仍为笔中名品。

（二）笔的种类

毛笔有很多种类，现以其各种性质分类说明。

1. 按软硬性能分

软毫笔：用弹性较弱的动物毛制成，主要有羊毫、鸡毫、胎毫等。软毫的特点是柔软，吸墨性好，转锋灵活，含墨量多，写出的字圆润而丰满。

硬毫笔：用弹性较小的动物毛制成，主要有黄鼠狼毫、山兔毫、鼠须、豺毛等。其特点是刚健挺拔，富于弹性。在书写行、草书时多用它。它使转方便，易于得势，但吸墨量少，易显枯瘦，容易造成过多的飞白点画。

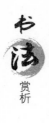

兼毫笔：用硬毫和软毫混合制成，主要有兔毛与羊毛合制成的紫羊毫笔，因软硬毫搭配的比例不同，有七紫三羊毫、五紫五羊毫、三紫七羊毫等，还有用羊毛与黄鼠狼毛合制成的羊狼毫笔（亦称"白云"）。兼毫的特点是刚柔相济，弹性适中，初学者易于掌握。

2. 按笔锋长短分

长锋：锋尖长，富有弹性，提按幅度大。

短锋：锋尖短，弹性较小，提按幅度小。

中锋：长短介于以上二者之间，柔硬适中，较适于初学者使用。

3. 按笔头大小分

按笔头大小可分为大楷、中楷、小楷，大的有"斗笔""提笔"，再大的有"楂笔"等。

（三）笔的选择与保管

1. 毛笔的选择

挑选毛笔，先要注意毛笔的质量。用笔主要是用锋，毛笔的书写效果关键在于笔锋。根据前人的经验，一支好的毛笔应具备四个基本条件，即尖、圆、齐、健。

尖：指笔锋尖锐，锋颖如针，即使调墨后仍能锋利不减，且不秃、不开叉。

圆：指笔锋中部饱满而圆健，成橄榄状，如出土之笋。笔头润开后，周身丰满圆润，不扁不瘦。

齐：用手将笔尖捏平后，笔锋平齐，没有参差不齐现象。

健：指笔毫有弹性。将笔润开后，在桌上任意回旋时，笔锋能铺开，易收拢，弯曲后易复挺直。提按时得心应手，劲健有力。

除以上四点之外，一支好笔，笔杆圆直、笔头端正、笔毫匀细也是非常重要的条件。

再者，挑选毛笔要根据字体大小和字体的特征而定。一般写大字要用大笔,写小字用小笔;可用大笔写小字,不可用小笔写大字。所书写字体的风格不同,选用毛笔也不一样。写苍劲刚健的字,宜用硬毫;写丰润圆厚的字,宜用软毫;写柔婉遒劲的字,宜用兼毫。一般来说,硬毫笔容易使用,软毫笔难于驾驭,特别是不便用浓墨。要想学好书法,应做到对各种性能的笔都能熟练使用。

2. 毛笔的保养

挑选好毛笔,还应注意平时的使用和保养,这不仅可以延长毛笔的使用寿命,而且使用起来更得心应手。

新笔使用时,应先将笔毫浸入清水中,待胶质溶化,笔毫全部化开,然后用纸将笔毫中的水吸干,再蘸墨使用。每次蘸墨,都应顺着笔毫舔墨,顺便调整好笔锋。毛笔用后,要及时洗净,特别是第一次,要彻底洗净。洗净后慢慢挤干,然后插入笔筒或者悬于笔架上。若用笔不洗,余墨干后胶粘笔毫,易伤笔毛,不利于下次再用。再用时应将干笔泡在清水中浸湿,挤干后再蘸墨,以免干笔入墨,难以洗净。

二、墨

(一)墨的产生

我国人工造墨大约始于战国时代,与笔差不多同时产生。殷商甲骨文中已有类似墨的痕迹,不过那时的墨只是一种天然石墨。从战国时的竹木简来看,墨的质量已达到一定的水平。自汉魏后,制墨技术日臻发达。宋时,徽州歙县一带(今属安徽)成了制墨中心,所产"徽墨"名满天下。后来制墨名家辈出,尤其是清代制墨名家曹素功、胡开文等,至今盛名不衰。后来出现制造墨汁,要比墨锭研墨省时方便很多。然而要进行高质量的创作,还得用高质量的墨锭研墨为佳。

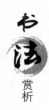

（二）墨的种类

常见的墨可分为四类。

松烟墨：它是采用松木烧烟，加入胶而带香料制成。它具有质细色润、不带油腻、无光泽、易附色等特点。

油烟墨：它主要用桐油或菜油等烧烟，参以胶和麝香、冰片等精制而成。它具有色泽黑润、渗透力强、耐水性好、舔笔不胶、入纸不晕、经久不褪色等特点。

油松墨：它是松烟和油烟混合，参以胶和香料制成。它兼油烟墨、松烟墨两者之优点，墨色浓而又有光泽，质量细腻，写出来的字神采焕发，视觉效果好。

墨汁：它是液体墨，相传为清朝光绪年间，由谢松岱、谢松梁兄弟所创造。因其省时省力，使用方便，很受广大书画爱好者的推崇。

（三）墨的选择与保养

分辨墨的好坏，鉴别方法可归纳为：看、嗅、敲。

看：观察墨表面的光滑度和细腻度，并要有亮泽质感，以发紫光为最佳，纯黑、青黑次之。

嗅：将墨块放到鼻尖闻一闻，有清香气味的便是好墨，无香或有臭味的为差。

敲：轻轻地敲打墨块，若发出清脆的响声，便是好墨，若产生闷滞的声音，则为次墨。

初学者练习用墨汁即可。使用墨汁要注意黏稠度。若墨太黏稠，可适当加些水，但不可直接将水加入墨汁瓶中，否则会起化学反应，使墨汁易变质而有臭味。可另取一容器，用多少调多少。墨汁中北京的"中华牌""一得阁"，上海的"曹素功"等，均可使用。

三、纸

（一）纸的产生

我国是世界上最早发明纸的国家。作为"四大发明"之一的造纸术，是古代中国对人类做出的杰出贡献，至今宣纸仍是纸中之王。

纸是一种重要的书写材料，它是用植物类纤维加工制作而成的。在没有纸的时代，人们只能把文字契刻或书写在龟甲、兽骨、竹片、绢帛上。到了西汉时期，我国劳动人民发明了造纸术。初期的纸是利用败丝破网制成，产量不大，质量也较差。后来，东汉蔡伦改进了造纸技术，利用树皮、麻类等材料造纸，为我国的造纸业开拓了广阔的前景。到了宋代，我国的造纸业已相当发达，不仅品种多，而且质量好，所使用的原料更广泛，如麻、竹、树皮、麦秸、稻秆、藤条等。明清是我国造纸业的极盛时期，品种繁多、工艺精良，达到了很高的造纸水平。

（二）纸的种类

纸的种类非常多，作为书画用纸，一般应具备柔软性、吸水性强和质量好等特点。可供毛笔书法用的纸张主要有宣纸、皮纸、毛边纸、元书纸等。

1. 宣纸

宣纸以青檀树皮为主要原料，经过多道工序制成，因产生于安徽宣城而得名。宣纸质地细密、洁白纯净、坚实耐磨，同时还具有抗蛀不腐、墨色不褪、便于收藏等特点。好的宣纸还能保持墨的光泽，墨迹干后在水中也不化墨，是写字作画最理想的材料，被人们称为"纸中之王""千年寿纸"。

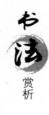

宣纸的品种繁多。以纸的性能分，主要有生宣、熟宣、半熟宣三种。生宣吸水性很强，润墨性很好，适宜书写行草书，但初学者往往不易驾驭。熟宣是用矾胶对生宣加工处理而成的，它的润墨受到一定限制，受墨不易渗化。半熟宣是用生宣加工而成的，它能够吸墨，其性能半生半熟，既保留了生宣的特点，又减少了吸水性，初学者采用这种纸练习书画效果较好。

2. 皮纸

皮纸的主要原料是麻，其纤维长，拉力也强。加工后的成品不像宣纸那样白，而且质地又松又粗，但韧性比宣纸好。用于书法，笔墨效果较好。

3. 毛边纸

毛边纸的制作材料主要为竹枝、竹叶。纸色呈黄色，纤维较松散，质地软润、洇墨、韧性较差，纸质细而薄，但价格低廉，故可作练习用纸。

4. 元书纸

元书纸的主要原料是稻草，纤维松粗、色黄、韧性差，但吸水性强，价格便宜，适用于练习大字。

（三）纸的选择与保管

关于书法用纸的选择，无疑宣纸是最佳的品种，但质优而价高。因此，一般练习只需用毛边纸或元书纸即可，既便宜适用，又可锻炼笔力。另外，旧报纸也吸水，因粗糙、不滑笔，也可做书法练习用。但有些现代书写纸，如有光纸、胶版纸，吸水性差，太光滑，不涩笔，不宜用来练字。

在正式创作书法作品时，还得用宣纸为最佳。一般选用生宣纸和半熟宣纸较好。生宣纸易化水，墨太湿时会洇墨，笔画易松，甚至糊化成黑墨团，需要特别留意。写小楷则选用熟宣纸为佳。从书写的视觉效果看，一般纸越陈越好。因陈纸生涩，摩擦力大，书写效果较理想。故条件允许可多贮存些，以后备用。

备用的纸应存放在通风、防潮、防虫的地方，并且还要防高温、防曝晒，以免使纸发脆，容易撕裂。

四、砚

（一）砚的产生

砚台，又称砚瓦、砚田、砚池，简称为砚，还有墨海、天池等雅号，是研墨舔笔的工具，它在我国也有久远的历史。

据考证，春秋战国时期就有了砚，唐代王嵩萼的《孔子石砚赋》对此有详细的描述。目前所见最早的古砚是1957年湖北云梦睡虎地秦墓中出土的一方石砚，是用鹅卵石简单加工而成的，上面还留有墨迹。到了唐代，制砚业有了很大发展，出现了"四大名砚"，即广东肇庆的端砚、安徽歙砚、山东潍坊的鲁砚和甘肃卓尼的洮砚。千百年来，砚不仅是一种书画工具，还被当作精美的工艺品来制作和收藏。

（二）砚的种类

我国砚台的产地很广，品种繁多。制砚材质是以石为最佳，澄泥次之，陶砖瓦瓷材质又次之。最常见且具有实用价值的是石砚。

根据原料分，砚有石砚、陶砚、瓦砚、砖砚、玉砚、橡皮砚等。

根据形状分，砚有方砚、长方砚、圆砚、随形砚等。

按产地分，砚有端砚、歙砚、鲁砚、洮砚、温州砚、苏州砚、庐山砚、潭州砚等。

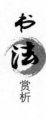
（三）砚的选择与保养

学书者选砚，应以发墨为标准，最能发墨的要数端砚和歙砚。但对初学者来说，买一块石质细腻、坚而不燥、贮水不耗、历寒不冰的砚即可。选购时，要选砚池较深、贮墨较多并加有盖子的为好。

有关砚的保养，应注意以下几点：①砚用毕应洗净，不存积墨，并盖好盖子。②好砚要用好墨磨，不能损伤砚池。③磨好的墨切勿长时间放在池内，以免胶住。④砚池洗净后要在池内贮些清水，以保持砚的湿润，也称为养砚。

学习书法对"文房四宝"的认识和养护是必要的。现今用瓶装墨汁的较多，用碗、碟等代砚也可。

第二节　笔法

　　笔法是指汉字书法点画用笔的方法，是以正确合理的指法、腕法及肘和肩臂部同毛笔一起配合完成。笔法是千百年以来人们经过反复实践而总结出的规律，元代赵孟𫖯在《王羲之〈兰亭序〉十三跋》中云："盖结字因时相传，用笔千古不易。"这说明笔法的重要性，学习研究书法，就得首先重视笔法训练。

一、用笔

（一）用笔原则

　　书法被称为艺术，是因为创作者对点画线条有美的质感要求，这种美的质感体现在它具有的立体感上，而这种立体感通过怎样的用笔才能表现呢？简略地说，毛笔为圆锥形，落在书写纸上，毛笔锋尖为主毫，常运行在线条中间，副毫为锋尖两侧，运行在点画四周，这样的运笔称为中锋行笔，这种中锋运笔被赵孟𫖯论作"用笔千古不易"的原则，我们也认同这一观点，中锋行笔的原则不能改变。但通常在书写过程中，笔尖时常会偏向横竖的上边或左边，这样的点画线条显得轻、浮、扁、薄，无立体感，被视为偏锋或败笔。

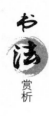

但也有侧锋中锋并用的方法，如在古今经典书法作品中可见侧而归中的用笔方法，以及古人所谓的侧笔取妍，乃钟繇、王羲之的"不传之秘"。总之，初学书法，还应先掌握中锋用笔，待熟练后，中锋和侧锋运笔兼之亦无不可，这也说明用笔的重要性和灵活性。正如清·刘熙载《艺概·书概》所云："书重用笔，用之存乎其人，故善书者用笔，不善书者为笔所用。"

（二）用笔要领

点画线条在书写过程中由落笔、行笔、收笔三个节奏合成，落笔正确，行笔必顺，收笔则能顺势圆满，这些连贯的节奏要在纸上反复不断习练才能熟练掌握。这里讲笔法要领是指"提按"二字，刘熙载《艺概·书概》中说："凡书要笔笔按、笔笔提。""按"是指沉实铺毫行笔，"提"是指使笔锋回到圆锥状，这样才能做到八面出锋，保持中锋运笔的要领。

二、身法、指法、腕法

书写活动需要指、腕、肘、肩、腰，以至全身的一系列协调动作。要想练好书法，首先要掌握正确的执笔、运腕方法，保持正确的书写姿势。

（一）身法（书写姿势）

身法，即书写姿势。初学者要养成良好的习惯，保持正确的姿势。这不仅关系到能否练好字，而且关系到书写者的身体健康。

毛笔的书写姿势主要有两种：坐势和立势。前者在书写小字或篇幅不大的字时采用，后者在书写大字或篇幅大的字时采用。

1. 坐姿

坐着书写姿势的基本要求是：头正、身直、臂开、足安。

（1）头正

头正就是头部端正，不左右歪斜，下颌微收，目注笔尖，眼睛距笔端一尺左右。

（2）身直

身直就是上身正直，略向前倾，胸部离桌一拳左右，两肩平齐，腰部挺起，呼吸平缓自然，情绪安然凝神。

（3）臂开

臂开即要求臂膀放松，松而不散，两臂对称开张，左手抚纸，右手执笔，成均衡之势，心平气和。

（4）足安

足安即要求两脚稳实平放，两腿不可交叉、重叠，或蜷腿、踮脚尖等，做到放松、舒展，身体稳正。

2. 站姿

站立书写姿势的要求是：头俯、身躬、臂悬、足安。

（1）头俯

头俯是指头要朝正前方俯向桌子，与纸面保持两尺左右的距离，这样视线、视角自然合适。站立书写较利于照顾全局，下笔准确。

（2）身躬

身躬就是身体略向前倾，腰部不要挺得很直。身子倾斜度要适当，不要有紧张感。否则，站久了容易腰酸神乏。

（3）臂悬

臂悬是指执笔的右手要全部悬空，手腕和肘部都不能靠在桌面上，这有利于书写。左手应自然地按在纸上，不要用力撑在桌上。

（4）足安

足安就是两脚左右自然分开，距离与肩同宽，右脚稍前，左脚稍后。

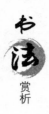

这样，身体安稳，不至于影响写字。

此外，还有立势题壁写法，因不常用，不再赘述。

（二）指法（执笔的方法）

1. 执笔原则

执笔原则可概括为以下几点：

（1）指实掌虚

指实，即五指齐力，力聚管心。掌虚，即手掌空虚，形同握卵。

（2）管直腕平

管直，指笔管与纸面要垂直，通常管直则锋正。腕平，指手腕与纸面要平行，这样便灵活、有力。

（3）松紧适度

执笔要不紧不松，灵活掌握。执笔过松，运笔无力；执笔过紧，指死腕僵，则转换不灵。故要松紧适度、自然。

（4）高低适宜

执笔高度可根据字的大小和字体的不同灵活掌握调整。一般写大字宜高，写小字宜低；写行、草书宜高，写楷书宜低一些。

2. 具体指法

指法是指手指执笔的方法，历代书法论著观点很多，不一而足。我们这里介绍一种基本的执笔方法——五指执笔法（图3-1），并用五个字来说明其内容。

（1）捩

它用来说明大拇指的作用。以大拇指指肚紧贴笔管内侧，指尖稍向上斜。

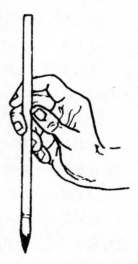

图 3-1　五指执笔法

（2）押

它用来说明食指的作用。用食指第一关节处向下俯扣住笔杆外部，并与拇指内外配合，把笔管约束住。

（3）钩

它用来说明中指的作用。中指靠在食指下方，第一关节弯曲为钩，钩住笔管外部。

（4）格

它用来说明无名指的作用。用无名指指甲根部紧贴笔管右侧，用力把中指钩着的笔管顶住，防止笔杆歪斜。

（5）抵

它用来说明小指的作用。抵是垫托的意思，指小指垫托在无名指的下面，以增强无名指的力量。

（三）腕法

腕法是指运用腕关节的力量写字的方法。写字时，手腕必须随着运笔的提按、转折、徐疾相应地做上下、前后、左右运动。"故欲运笔，必先能运腕"。关于腕法，大致有以下几种。

1. 着腕

着腕即右手腕直接贴在桌面上书写。方法简便，但活动范围局限在指上，回旋余地小，一般适宜写小字。

2. 枕腕

枕腕即用左手垫在右腕的下边。运动轴心在腕上，也较稳定，但运动幅度小，腕力受到限制。一般适宜写小楷或习字时用。

3. 悬腕

悬腕即将腕提起。这种方法运动轴心移到肘上，运转幅度较大，难度也比着腕、枕腕大，适宜写较大的字。

4. 悬肘

悬肘即手臂完全离开桌面，整个胳膊悬空运动。其运动轴心移到肩上，自然运动幅度更大，运行自如，当然难度也更大，适宜写更大的字或行、草书。

第三节　碑帖选择

学习书法，首先要临摹碑帖，向古人先贤学习，这是关键的第一步，也是最有效的方法和捷径。

一、选帖

选择碑帖是初学者的一个问题，应选择适合我们练习的，这才是关键。我国的书法艺术源远流长，碑帖资料也极其丰富。择帖如择师，要非常慎重。一般是遵循下列原则：

1. 先学楷书筑基，再学其他书体

关于初学字体的选择，历来主张不一。较为普遍的观点是先学楷书体，再学其他书体。因为楷书点画规范、结构端正、法度严谨，便于初学者打好基础。

2. 选适合自己的范本

就是根据自己的性格特点和审美情趣，选择自己喜欢的范本。因为"性之所近，量易见效"。字帖一经选定，不可见异思迁，经常换帖，要等到相当熟练之后方可转益多师。

3. 选公认法帖

古人云："取法乎上。"选择好的法帖会给初学者创造一个良好的起

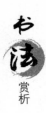

点，使得初学书者一上手就能纳入正确的轨道。楷书中一般以欧、颜、柳、赵四大家法帖为范本，可先选取一家入手临摹。

二、读帖

所谓"读帖"，不是朗读，而是观阅、揣摩，就是在临摹碑帖之前，经常翻阅、审视，反复揣摩字里行间的笔墨情趣、笔画走势，从而从感情上熟悉字形，掌握运笔、结体的特点。这是一种心理临摹，也是学习前人书法、吸收美学营养、提高审美能力的好方法。

读帖也是练眼力。它要求对碑帖的一笔一画、结体变化、章法布局、风姿韵度和精神流露处处进行细心的揣摩和体会，对范字的起笔、行笔、收笔中的提按转折等细微之处——加以领会，并且要观察入神、会之于心。如此日积月累，潜移默化，自然在书写时就能将笔意于无形中融于笔下，而被吸收消化。这无论对于临摹还是创作都是大有裨益的。

学习书法讲究"眼高手低"，即欣赏能力一定要高于书写水平，这样才能不断进步。只有经常读帖，不断看帖，时时关心，处处留意，才能手随眼高、眼使手灵，自然得心应手。

三、摹帖

摹帖是仿照字的形体钩描出字形，或直接在字样上面写，如描写等。

初学写字，手腕运用还不熟练，对字的间架结构不易掌握。如采取摹写的办法，笔随影写，便能逐步得其位置，慢慢体会原字的点画、结构的微妙之处，达到准、似的目的，就好像无形中有人手把手地教你写字一样。摹写熟了，范字结构了然于胸，再下笔临帖，就不至于走形。

同时，摹帖对初学者还可"正手脚"，纠正原来写字的不良习惯。

摹帖的方法主要有：

1. 描红

描红是直接在印好或写好的红模字上用毛笔蘸墨描写。

2. 映格

映格是用透明而不透墨的纸蒙在字帖上，用笔照着样子描写。

3. 单钩

单钩是用薄纸蒙在字帖上，用笔钩出范字的中心线，然后按照钩出的中心线运笔书写。

4. 双钩

双钩是将薄纸蒙在字帖上，将字的轮廓勾画出来，俗称"空心字"，然后再用毛笔蘸墨填写。

现在书店里出售的一种水写纸字帖，在水写纸上印有空心字，兼有字帖与练习本的功能，用于摹写练习亦可。

四、临帖

临帖，是指对照着字帖临写。一般摹写一段时间以后，便可进行临帖练习。

（一）临帖方法

临帖基本方法有对临、背临、意临（以意代笔）。

1. 对临

对临是指对照着临写。对临时要注意从整体着手，看清楚整个字的笔画、间架结构和神韵。看一字写一字，临熟了也可一连看几个字写几个字。为了临得与范本相像，起初可借助"九宫格""米字格""田字格"

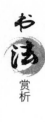

和"回宫格"等来掌握点画、间架结构的位置。

对临要注意以下几点：

（1）点画的特点

找出几个有代表性的字，对基本点画进行分析、归纳，从中找出它们的规律性，从而易于上手。

（2）结构特点

找出偏旁部首之间的大小、高低、宽窄、斜正、主次、疏密等组合特征。

（3）字势特点

即看字形是取纵势还是取横势。注意从"静"的形态中去感受曲折起伏和回旋往返的"动"态，领悟其神采风貌。

2. 背临

背临，又叫默临，就是合上字帖，凭记忆来写帖上的字，并力求与原帖相像。这是在对临基础上进一步全面加深理解和锻炼记忆的有效办法。

一般在反复对临的基础上，对范字的结构和用笔熟记于心之后，才能背着帖摹仿书写。写完后再和原帖进行对照，发现与范字有出入的地方，要加以更正，以便能加深印象，巩固对临的效果。它一般可在对临较长时期后进行，也可与对临同时穿插进行。

3. 意临

意临指不用纸、不用笔，通过记忆，用手指空摹已练习过的范字，也可以默想范字，以手于无纸处书临。在没有纸笔的情况下，如出差、旅行、闲坐、睡觉前、在大街上等，均可借助此法以达到练习的目的。古有钟繇以手书被，日久画被而穿，也有虞世南睡在被中画腹学书的故事，都给了我们有益的启示。

（二）临摹要求

学习书法一定要临摹。然而同样是临摹，各人的收效却不尽相同。

有人临摹短短两三年进步就很大，有人临摹十年八年却还不能"入门"。差距之大，除先天因素之外，还有认识和方法的问题。因此要提高临摹效果，要重视以下几个问题：

1. 勤学多思

临帖是手、眼、脑的综合训练。临写时一定要多比较，勤思考，找差距。古人云："学而不思则罔，思而不学则殆。"学习写字也是这样。如果只动手不动脑，一笔一画地生描硬摹，或盲目地、不假思索地"照猫画虎"、信手涂抹，即使写上千遍，也是毫无益处的。某家碑帖、某种字体在用笔和结体上都有一定的规律和特点。只有用心观察，掌握这些规律和特点，才能触类旁通，以简驭繁，达到事半功倍的效果。

2. 读帖戒躁

初学者往往会遇到下列两种情况：

第一是无论怎么练都进步不大，又摸不着头绪，以致产生急躁情绪。再练一段时间，仍不见长进，便开始打退堂鼓了。

第二是刚开始进步还较快，过一段时间就停滞不前了，甚至觉得越练越差，学习兴趣就降低了，便产生急躁情绪。

对于前者，可能是学习方法有问题。比如，不按要求练习，抄书式的临帖，不动脑筋。后者可能是因为眼力不够、欣赏能力差、审美层次低，看不出究竟有哪些提高，又不知怎样去改进。这就需要改进学习方法，或通过读帖来提高眼力。总之，学习书法要循序渐进，切忌急躁。

3. 保持兴趣

要不断激发学习热情，提高和保持兴趣是学好书法的关键。同样，碑帖一旦选定，临习就要专一，不要朝三暮四。每次练习也不要贪多、急于求成，更不要一曝十寒。兴趣往往会"热得快，冷得也快"，学习书法贵在坚持，临池不辍。

4. 正大气象

摹帖、临帖都要一举写完，即使有的笔画写不到位，也不可重笔，忌描描补补，要培养良好的书写习惯。同时要踏踏实实打好基础，不要有了一定基础，就急于去追求所谓的"个性"，甚至导致狂怪现象，把学书法则、规范抛到九霄云外，写得油滑轻浮，这都是浮躁、哗众取宠的表现。要认识到"水到渠成"的道理，要学古人的正大气象。

楷书，在唐以前叫真书或正书，由隶书演化而来。它始于东汉末期，经魏晋南北朝的发展，到隋唐定型、成熟。其以字体规范，字形端庄，堪作楷模而得名。

楷书从大小上可分为大楷、中楷、小楷，从风格上可分为魏碑和唐楷或唐碑。以唐代欧阳询、颜真卿、柳公权和元代赵孟頫为代表的"楷书四大家"对楷书的研究达到了极其精深的程度，历代学书者无不顶礼膜拜。由于楷书易写易识，笔法完备，结构严谨，因而历来受到人们的重视和学习。

第四章

楷书

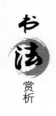
第一节　楷书运笔方法

要学好书法，必须首先学习和掌握运笔方法。会运笔才有可能学好书法，正如清代书法理论家周星莲在《临池管见》中所说：书法在用笔，用笔贵用锋。用笔和运笔基本相同，用笔包括得宽泛一些。姿势、执笔和运笔等统称用笔，而运笔则专指毛笔的运笔方法。主要的运笔方法如下。

一、起笔、收笔

每一个点画在书写中都包括起笔、行笔和收笔的动作。起笔是指一画的开始，行笔是指下笔后笔锋在点画中的运行，收笔是指一画的结束。在这几个步骤当中，每步都有很多运笔技巧。通过运用技巧，产生笔画的各种形态。

起笔要果断利落。横画竖落笔，竖画横落笔。欲右先左，欲下先上，逆入平出，笔锋不要直来直去，要使点画饱满。

收笔要含蓄有力。基本方法是：无垂不缩，无往不收。即竖画写完时要向上回锋收笔，横画写完时要回锋向左收笔，这就是"藏头护尾"。有的笔画尾部出锋，如撇画，也要空中虚收，使画虽尽而意饱满。（图 4-1）

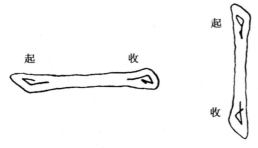

图 4-1　起笔、收笔

二、提笔、按笔

提笔、按笔是运笔的基本技法之一。写字的过程就是毛笔在纸上运动时提按交替的变化过程。点画中有提按的变化，就会有粗细的不同。这样也会产生出节奏和韵味，能给人以视觉审美感受。

（一）提笔

提笔，是把笔锋轻轻提起，使铺开的笔毫收敛集合，笔锋着纸的面积就缩小了，当然，写出的笔画也就较提笔以前变细了。提笔不是使毛笔离开纸面，而是指书写过程的提行。提笔时要注意不要提得幅度过大或过快，以免造成病笔。楷书中使用提笔的地方有：一画中，顿、驻笔后均须提笔；撇、捺等画收笔时须提笔作收；笔画转弯时也要先提后转。

（二）按笔

按笔，就是把笔毫下按，使其铺开。由于按的轻重、疾缓程度不同，又可分为顿笔、驻笔等。

1. 顿笔

顿笔是指笔头入纸重，并做短暂停留。顿笔的效果是使点画粗肥，

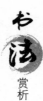

这种笔法多用在起笔和转折之处。

2. 驻笔

驻笔是指笔锋运行到一定程度，不做重按，稍停留借以蓄势。这种方法常用在起笔阶段的结束时和收笔阶段的起始处，以及笔锋将要变换方向的时候。（图4-2）

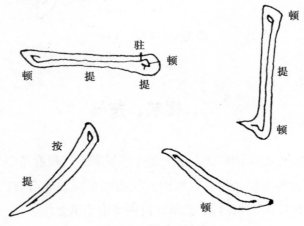

图 4-2　提笔、按笔

熟练使用这几种笔法，可以使笔画有明显的粗细变化，用得好会产生丰富多彩的笔画形态。这些笔法在使用时往往是相互联系、相辅相成的。比如，折画的转折处，提、按、顿、驻、挫都要用到，是综合性的。

三、中锋、侧锋

中锋也称正锋，是书法艺术的重要运笔方法。它要求行笔时笔头的中心锋芒在笔画的中心移动，在笔杆垂直纸面的状态下，笔头中心的主锋和笔头周围的副毫向着同一个方向运动。圆锥形的笔尖含墨量多，渗墨快，所以笔画中心的墨色会比两边深而浓。这种墨色深浅、浓淡的不同，会使笔画具有立体感，给人以圆满充实、筋骨强健的质感美。古人讲的"锥划沙",就是指中锋笔法。

中锋笔法在于执笔垂直,笔直则锋正。元代刘有定曾说,直下用笔则会使笔锋常在画中运行。中锋用笔,是书法中的主要运笔法,一定要重视和掌握。

侧锋是指笔锋偏向点画的一边运动,也叫偏锋。用这种笔法写出的点画一边实,一边虚,易显得偏薄无力。但若用得好,也能使笔画锋棱外露,显得清晰、生动。所以,偏锋一般较少运用,尤其初学者最好不用。(图4-3)

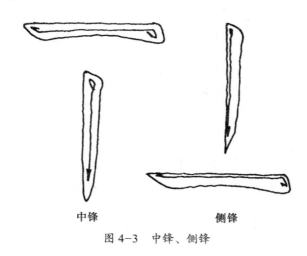

中锋　　　　　　　　侧锋

图4-3 中锋、侧锋

四、藏锋、露锋

藏锋,是指书写点画时,把起笔、收笔的笔尖藏在笔画之中,不使其外露。用藏锋写出的笔画,气势包藏在点画之内,饱满劲健,给人以含蓄有力、浑厚圆润的美感,所谓"藏锋以包其气"就是这个道理。藏锋的方法是:逆锋起笔,也就是"欲右先左""欲下先上";回锋收笔,收笔时笔锋要先稍停留一下,然后提笔下按,接着转折笔锋,把锋尖藏

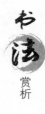

入笔画之中。这就是所谓的"无往不收，无垂不缩"。

露锋，是指所写的点画笔锋外露。露锋出现的地方只是起笔和收笔处。露锋可给人一种气势外放、神情显露的感觉，"露锋以纵其神"就是这个意思。露锋在楷书中时常用到，如撇、捺、钩等处。在行、草书中，露锋笔法用得更多。（图4-4）

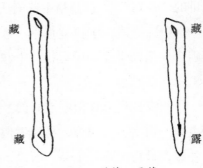

图 4-4　藏锋、露锋

必须注意的是，露锋笔法不要随意滥用。尤其初学书法时，应多练藏锋笔法，训练笔画的含蓄有力。即便需要露锋时也要注意锋尖不能露得太长太细，还应注意锋芒要从点画中心出来。

五、转锋、折锋

转锋、折锋是笔画变换方向时经常使用的方法。如果说提、按是毛笔在纸上的"立体"运动，那么转锋、折锋就是毛笔在纸上的"平面"运动。在笔画的起始、收束和转向时都要用到这种笔法。

转锋，是指起笔、收笔或行笔拐弯处，使笔锋旋转运行，写出没有方折棱角的圆滑笔画的方法，即所谓"转以成圆"。用转锋有两点要注意：一是在起笔时把笔锋转绕一下，即所谓"裹锋"起笔；二是行笔速度要均匀，拐弯时，稍提笔转行。

折锋，是笔锋急转方向，写出带棱角的笔画的用笔方法。这种笔法常用在起笔、收笔和拐角处。折锋是取得方笔效果时多用的方法，所谓"折以成方"就是这个意思。用方笔时，在笔锋转折处要结合驻、提、顿、挫等用笔动作。（图4-5）

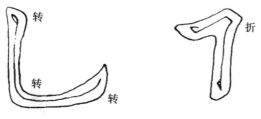

图 4-5 转锋、折锋

六、挫笔、衄笔

挫笔，是指在顿笔后将毛笔略提，转动笔锋，做微小的挫势运动。这种笔法多用于写钩和折。挫笔的使用是当顿笔不足以完成笔画时，轻微挫动笔锋，以达到理想状态。

衄笔，也有人称"扭笔"。衄，在这里是指退缩、收缩的意思，就像蜗牛入壳，做自然收缩。在钩、提、折等处都用到衄笔。其方法是用直逆法。（图4-6）

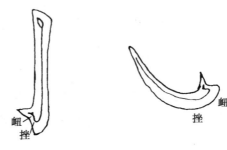

图 4-6 挫笔、衄笔

总体来说，运笔方法是属于技巧方面的知识，在此只能讲其概要，要真正理解和掌握，要在实践中体会。另外，这些运笔方法的使用不是孤立的、个体性的，而是相互联系、有机配合的。笔法之间配合得越协调、熟练、巧妙，书写技艺也就越高超。要想真正学好书法，就要熟练掌握运笔方法。

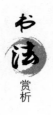

第二节　楷书点画写法

一、基本点画写法

基本点画可以分为八种：点、横、竖、撇、捺、钩、折、挑。每一种基本点画又各有多种变形写法。

（一）点

点是字体中的最小造型，是基本笔画的基础。可以认为，各种笔画都是"点"的延伸。写好点十分重要，古人认为"点者，字之眉目，全藉顾盼精神"。

1. 点画写法

点的种类很多，有侧点、垂点、平点、竖点、撇点、挑点等。这里着重讲解以下几种点的写法。

（1）侧点

侧点是从左上向右下倾斜。其写法是：

①顺锋（或逆锋）轻落起笔。

②顺势向右下按笔运行，由轻到重，略停。

③向右下顿笔，轻向左上提锋收笔，藏锋于点画的腹内（行楷书也

可出锋收笔）。

（2）**垂点**

垂点从右上向左下倾斜。其写法是：

①顺锋轻落起笔。

②向左下按笔运行。

③向右上提锋收笔，锋藏于点画腹内。

（3）**竖点**

竖点从上向下书写。其写法是：

①欲下先上，逆锋起笔。

②翻笔调锋向右略按，向左撅锋。

③调锋向下行笔，收笔时回锋向上，藏于画内。

各种点的写法如图所示（图 4-7）。

2. 点画病笔

点的学习要认真，点的书写要准确、圆满、精到，切忌写得疙瘩太多、锋芒外露，状如"牛头"（图 4-8）。

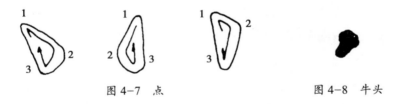

图 4-7　点　　　　　　　　　　图 4-8　牛头

（二）横

横画是基本笔画中使用很多的笔画。根据运笔方法可分成侧锋起笔和逆锋起笔两类。根据形状，可分成长横、短横、左尖横、右尖横等若干种。

横画的特点是：不水平，通常是左低右高，与水平线有一夹角。长横中部呈凸势，有弹性感。横在字中因部位不同分别起着上梁、中梁、下梁的作用，短横则起着稳固与平衡的作用。几种横画的形态如图所示

（图4-9）。

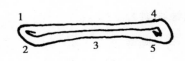

1.横画写法

（1）长横

长横是字梁，呈左低右昂之

势。其写法是：

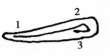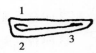

①逆锋起笔，跪毫翻笔。

②顿笔、挫笔，调锋向右。

图 4-9　横

③中锋行笔，稍驻。

④先提后顿。

⑤回锋收笔藏于画内。

（2）左尖横

左尖横左细右粗，像个胡萝卜。其写法是：

①顺锋起笔。

②向右逐渐按笔运行。

③转锋向右下，回锋收笔。

（3）右尖横

右尖横右细左粗。其写法是：

①逆锋起笔。

②顿笔调锋。

③向右逐渐提行，收笔空逆。

2.横画病笔

写横画最容易犯的毛病是"横如柴担"（图4-10）。

这是起笔收笔不讲究笔法，两头过重，中间过轻、上凸

造成的。形如扁担，自然不美。

图 4-10　柴担

（三）竖

竖画在字中起支柱的作用，与横画相配合形成字的骨架。主要的竖

画有垂露竖和悬针竖。

1. 竖画写法

（1）垂露竖

它因下部形似露珠而得名。其写法是：

①逆锋向上起笔。

②转锋向右下顿笔成点。

③调锋，中锋铺毫向下力行。

④转提向外稍挫，继而顿笔。

⑤回锋向上收笔，笔锋藏于画内。

（2）悬针竖

它因形似一根锋尖向下的针而得名。其写法在起笔和行笔部分均与垂露竖相同，不同之处在收笔，渐行渐提，力送出锋。（图 4-11）

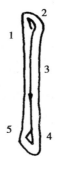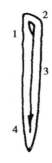

图 4-11　竖

2. 竖画病笔

竖画写不好会形成"蜂腰"（图 4-12）或"竹节"等。这是运笔不当，两头按得过重，中间提得过快造成的。

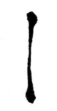

图 4-12　蜂腰

（四）撇

撇和捺像人的两只胳膊，对字体具有稳定和修饰的作用。撇的种类较多，可以分为长撇、短撇、平撇、竖撇、兰叶撇、回锋撇等。这里着重讲解长撇和短撇的写法（图 4-13）。其他撇大多是走向不同，不再赘述。

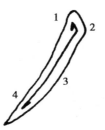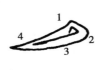

图 4-13　撇

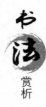

1. 撇画写法

（1）长撇

①逆锋起笔。

②折锋顿笔成点。

③调锋向左下，中锋行笔。

④提笔出锋，空中回收。要力送笔端，不可一扫而过。

（2）短撇

短撇与长撇笔法相同，只是长短和斜度大小不同。

2. 撇画病笔

写撇容易犯的毛病有粗细不匀的"鼠尾"，散锋散头的"折木"（图4-14），甚至偏锋造成的"锯齿"等。写撇一定要控制好毛笔，使其取得中锋的效果。

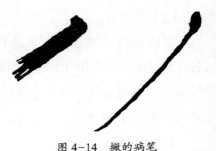

图 4-14　撇的病笔

（五）捺

捺画在字体的右边，与撇画一样，是基本笔画中修饰作用较强的笔画，也是最能体现书家艺术个性特征的笔画。

1. 捺画写法

捺画根据收笔方法的不同，可以分为出锋捺和回锋捺。根据斜度的不同可以分为斜捺、平捺等（图4-15）。这里主要讲出锋捺。

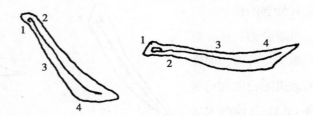

图 4-15　捺

（1）斜捺

①逆锋向左上落笔。

②轻转笔向右下。

③顺势向右下方，中锋行笔，逐渐按笔使笔毫铺开。

④顿、挫、驻取势，笔锋向右捺出。

（2）平捺

①逆锋向左下落笔。

②转笔向右上。

③顺势向右偏下行笔，笔毫逐渐铺开。

④顿、挫、驻，笔锋向右上捺出，要力送到尖，呈一波三折状。

"一波三折"是说捺画形态要有起有伏，如水的波浪，平捺表现得更明显。

2. 捺画病笔

捺画的书写容易犯的毛病是尾部散头像"笤帚"

（图4-16）。这是笔锋按得下而收不拢造成的。

图4-16　捺的病笔

（六）钩

钩在字里虽不是最重要的，但却必不可少，它像人的两只脚，写得好坏直接影响字的美观。钩的种类很多，有竖钩、横钩、斜钩、竖弯钩、卧钩等。

1. 钩画写法

钩画虽种类较多，写法却大致相同，下面讲述两种（图4-17）。

（1）竖钩

①写好竖画。

②在竖末尾略提笔挫一挫。

③衄笔回锋，稍驻，蓄势向

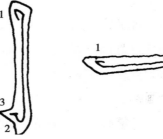

图4-17　楷书钩

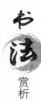
左上钩出。

（2）横钩

①写好横画。

②驻、提、顿，出现侧点。

③调锋蓄势。

④向左下出锋。

2. 钩画病笔

写竖钩容易出现的毛病是两头实，中间虚，造成两头太粗、中间太细，形如"鹤膝"（图4-18）。要注意用笔时和谐过渡。

图 4-18　钩的病笔

（七）折

折画像人的膝关节，有膝盖骨、有血肉，拐折处有棱角，显得健壮有力（图4-19）。折画是和别的画连接起来的，基本可以分为三种，即横折、竖折、撇折等。

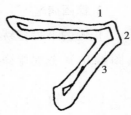

图 4-19　折

1. 折画写法

折画的书写，关键是要掌握拐折处的行笔方法。以横折为例：

①写完横画，稍驻，提笔向上稍挫。

②转锋向右下顿笔。

③提笔向左下稍挫，调锋向下，中锋运行。

折画是较难写的笔画之一，难点在拐折处，驻笔、调锋、挫笔等的动作要协调和谐，一气完成。

2. 折画病笔

折画的病笔有脱肩、棱角、臃肿等，要避免。（图4-20）

图 4-20 折的病笔

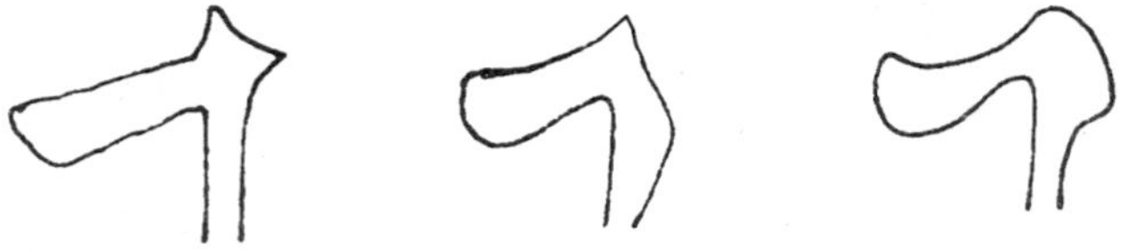

（八）挑

挑画也叫提画，是向右上方挑出的一种笔画，很像右
尖横或反向的短撇，也像匕首，刚劲有力。根据所处位置
的不同，挑画有长挑、短挑等。（图 4-21）

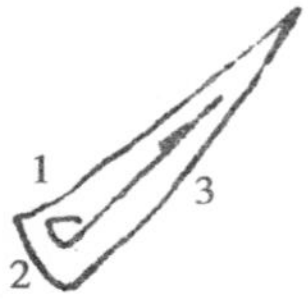

图 4-21 挑

1. 挑画写法

①逆锋起笔。

②折向右下，顿笔成点。

③调锋蓄势，向右上出锋。

2. 挑画病笔

力量要贯满全画，如果顿笔过重，提出的笔画过
细，就容易造成"钉头"（图 4-22）。

图 4-22 挑的病笔

二、永字八法

"永字八法"是古人总结出来的一种写毛笔字的教学方法（图 4-23）。
楷书的八个基本笔画正好可以用"永"字来概括。因为它用形象、生动
的比喻来进行解说，既利于理解，又给人许多启示。因此，学习楷书，
要了解"永字八法"。

"永字八法"中的八种笔画与上面讲的八种楷书基本笔画基本吻合，
其对应关系是：侧—点，勒—横，弩—竖，趯—钩，策—挑，啄—短撇，
掠—长撇，磔—捺。"永"字中多了一撇，少了一折，但实际上"折"还

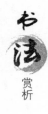

是有的（勒和弩的衔接处就是折），只是八法中没表述。

（一）侧（点）

侧，就是点，如鹰隼翻然侧下，有险欹的含义。诚如古人所说："侧如高峰坠石，磕磕然实如崩也。"（晋·卫铄《笔阵图》）

写点时要充分运用腕、肘的力量，蓄势入笔，挫笔于右下，出锋向左，沉着痛快。

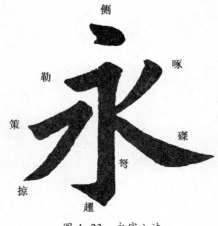

图 4-23　永字八法

（二）勒（横）

勒，就是横画，是拉住马的缰绳不让马前进的动作。就是说写出的横画要像万丈悬崖前勒住马缰一样，使其面临深涧而复归安全。

写横画要逆锋入笔，中锋铺毫力行，取势左低右高，收笔迅捷有力。不可平拖直抹，僵直呆板。

（三）弩（竖）

弩，就是竖画，比喻竖画要像待发的强弓一样势满力足。

它是中间的支柱，借助勒笔折回的力量蓄势写出，其形态要有挺胸昂首的气势。不要写得过直，过直则死。

（四）趯（钩）

趯，就是钩画。趯即踢的意思，钩画如同人脚，写钩如同人之踢脚，要将力量倾注于脚尖，猝然趯出。

写趯的关键在于顿笔后的挫笔、衄锋，要锋随力聚，快趯急收，力到钩尖。不可潦草轻率，飘弱无力。

（五）策（挑）

策，就是挑画，或称提画，意为如用马鞭子赶马时斜向挥鞭，一闪之下、猛然挑出。

挑比钩要长，用笔要快，收敛要急，要有势有力。写挑贵在疾落揭起，忌平钝如木刀。

（六）掠（长撇）

掠，就是长撇，像长空掠雁，不徐不疾；又像梳掠长发，舒畅有致。

写长撇时应向左下方取弯势中锋力行，力到笔尖。若偏锋斜行，必致扁薄如纸或细若鼠尾。

（七）啄（短撇）

啄，就是短撇，犹如啄木鸟啄树，也像飞来匕首，迅速、敏捷、干净、利落。

写撇时，下笔前蓄势待发，下笔时疾下急收。要使其斩截有力，避免绵软无力。

（八）磔（捺）

磔，就是捺画，原指古代的一种酷刑，可致人皮裂骨碎。磔，有展开的意思，这里用来比喻写捺要笔展力足。

落笔后逐渐按笔铺毫向右下方呈弯势力行，捺脚处尽力铺毫展笔，出锋时逐渐收拢笔毫，力送到笔尖。

古人对楷书基本点画的形象表述是：点如高峰坠石，横似千里阵云，竖如万岁枯藤，撇如剑断犀象，折钩如万钧弩发，捺如大浪奔雷。这种形象比喻生动逼真，容易记忆，有助于更好把握点画的写法。

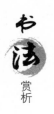

第三节　楷书结构原则

　　汉字的结构就像建造楼房一样，楼房离不开梁、柱、椽、栋，写字也离不开点画，点画的安排即是结构。结构又称结字、结体、间架。书法中笔的运行称为用笔，而点画的位置安排则称为结构，二者的完美结合，产生出书法艺术。

　　汉字的结构方法很多，千变万化。同一个字会因书体不同而结构产生变化，并且因人而异，变化莫测，多姿多彩。古人对汉字的结构论述很多，有唐·欧阳询的《结字三十六法》、明·李淳的《大字结构八十四法》、清·黄自元的《间架结构九十二法》等，可供大家学习借鉴。

　　结构原则是笔画、偏旁之间的组合规律。它是自古以来写字实践的经验总结。要学好书法，就要掌握书写原则，规律掌握了，就为学习书法打好了一定的基础。

1. 重心平稳

　　"重心平稳"是任何一种书体结构的总要求，对于楷书来说特别重要。行草书的某一个单字重心是可以不稳的，它可以通过字与字的相互欹侧来达到整体的重心平稳。楷书就不能这样，楷书要求每一个单字本身必须重心平稳。各家书法为重心平稳而使用的方法很多。如欧阳询通常采用一个单字内部结构偏正互补，达到险中求稳的视觉效果；颜真卿楷书则往往采用篆书结字方法，呈正面对人，两肩平齐，左右微向外拱，稳如泰山。我们都可以根据各自不同的用笔特点，对这些写法进行吸纳采用。

2. 点画呼应

"点画呼应"是书法审美对结字的基本要求，它同笔势产生结构的原则是一致的。楷书点画间的呼应是在有形无形之间，不能像行草那样显而易见，但它仍然是客观存在的。如果我们用笔熟练，挥洒自如，便能在纵横往来的笔势书写运动中产生出变化自然的结构来。如果割断了笔势呼应，即使精心安排，巧妙设计，用九宫格计算好位置，写出的字仍像散沙一样，没有内在联系，零乱不协调，这样的结构也是无生命力的。

3. 形态变化

"形态变化"是以"重心平稳"等结构原则为前提的。不然，可能越变越丑，而不是越变越美。楷书结构的变化主要通过用笔和结构来实现。用笔的变化表现在两个方面：一是指笔画形态的变化。如起止、藏露、俯仰、向背、方圆、曲直、长短、肥瘦、粗细等，以体现矛盾统一的艺术规律。二是指笔画的走向变化，有平直、欹侧的不同，以表现平正中见险绝之美。结构的变化主要是通过笔画的变化与偏旁部首的变形及移位来实现的。要想创造出字体优美的形态，就要懂得形态变化这一原则。

我们来看欧阳询、颜真卿两家不同的结字特点。如"千"和"年"两组字，两家的结构安排有明显的不同。以中间一竖为分界，欧字把横画安排得左短右长，颜字把横画安排得左长右短。这两个字的结构是左密右疏，从书法角度讲也就是左重右轻，所以欧字把横画特意向右拉长，造成右侧的分量加重，使两面取得平衡，保持了重心。而颜字虽然不拉长右侧，但出于其有力顿挫的用笔习惯，在横画的右侧收笔处往往加以顿挫（"年"字很明显），也起到了视觉平衡的效果。所以颜字结构的整体性是规矩方正的，同样也是重心平稳的。

另外，我们说用笔产生结构。如以欧阳询的用笔方法写成的字形即似欧体，以颜真卿的用笔方法写成的字形即似颜体。欧阳询的点画特征是出锋方笔，写出来的结字布置成相背之形。颜真卿的点画特征是藏锋

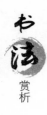
圆笔，并融合草书圆转笔法而成，所以写成的结字布置成相向之形。比较两者"国"字可知。（图4-24）

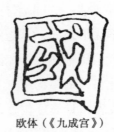　　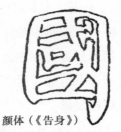

欧体（《九成宫》）　　　　　　颜体（《告身》）

图4-24　欧阳询、颜真卿"国"字比较

　　我们认识到，用笔产生结构，各种风格相异的字形是由书家审美性格特征和修为决定。

　　总之，我们认为，唐代几大家的楷书都是中国书法史上的经典之作。欧、虞、褚均可学。但是，这些经典之作的笔道比较含蓄，不露痕迹，初学者不易观察到其中的点画运笔、笔势来往等。相比之下，颜真卿的楷书中，点画提按轻重顿挫分明，初学者较容易入手。而且，颜字结构平稳、端庄，不以险、巧取胜，这对初学者也是有利的。更何况，传世的颜真卿作品还有《告身帖》这样的墨迹精品可作范本，更属难得。所以，我们主张先学颜字大楷为宜。待笔法熟练后，可大小兼济，遍临诸家。初学者可从《告身帖》《颜勤礼碑》等作品中加以揣摩。

第四节　颜赵两家楷书用笔特点

为了便于初学入手，我们介绍颜真卿和赵孟頫两家楷书用笔特点。

一、颜体楷书

（一）颜体楷书用笔特点

颜真卿的一生所从事的书法艺术，是在不断突破、不断创新过程中成熟和发展的。颜真卿是颜体的开创者，是书坛革新的领袖，与初唐欧阳询等书家相比，他的书法有着明显的改革。这里以他 71 岁时所写的《颜勤礼碑》为例，对颜体进行具体的分析和研究。

颜体笔法开创新意，改变了以往方笔侧入的笔法，用藏锋入笔，呈圆润之势，点画笔到力到，自然洒脱，既生动又传神。

1. 颜体点画

独点笔法力量感很强，无论是侧点还是垂点，都能做到藏锋入笔，中锋行笔，回锋收笔，点画饱满有力，有"高峰坠石"之态。方点逆锋入笔写成短画状。双点饱满浑厚，有的上开下合，有的下开上合。三点的组合，有横有竖。横三点组合，有断有连，各有其态。竖三点组合以三点水最具特征，三点呈弧形排列，前两点引带，末点重顿，向右上出

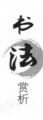

锋，形态饱满敦厚。四点的组合有聚有散，聚四点向中心拱向，散四点呈马齿形顺序排列（图4-25）。

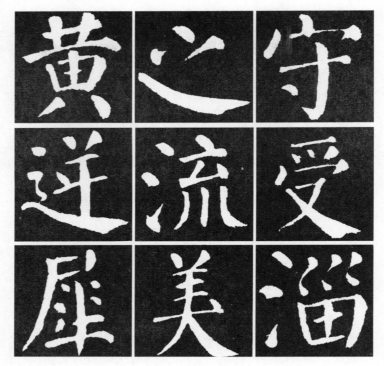

图 4-25　颜体点画

2. 颜体横画

颜体横画逆锋起笔，着力缓行。和竖画相比，横画较细，多个横画时，有长短粗细之分。长横两头重顿，中间略细，向右上稍斜，形歪而意正（图4-26）。

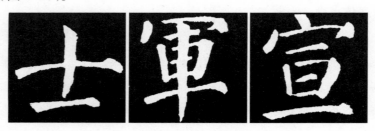

图 4-26　颜体横画

3. 颜体竖画

竖画分两种：在字中心的竖，起着主笔的作用，粗壮挺拔，势如铁柱，多取悬针之法；两侧竖画多取相向之姿，弓背向外，并且左竖稍细，右竖稍粗，这是颜体的鲜明特点之一（见图4-27）。

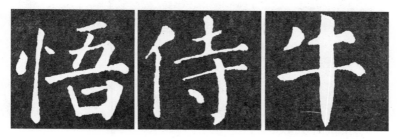

图 4-27　颜体竖画

4. 颜体撇画

撇画坚韧有力，变化丰富。中锋行笔，力送笔端，饱满扎实。一字之中如有两撇以上，都有巧妙变化（图4-28）。

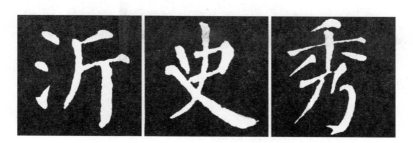

图 4-28　颜体撇画

5. 颜体捺画

捺画的用笔有比较突出的特点：一是有明显的"一波三折"；二是鲜明的"蚕头燕尾"；三是捺画尾部的粗壮厚重与撇画相比形成了长短、粗细的强烈对比，节奏起伏鲜明，并且斜势略大（图4-29）。

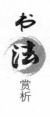

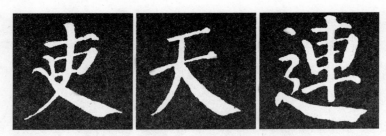

图 4-29　颜体捺画

6. 颜体钩画

颜体的钩，有的厚重，有的含蓄，还有的带倒鹅头状，均蓄势而出，给人以力量感。一般来看，竖钩大多显得厚重坚强，就是比较含蓄的钩，也十分有力量（图 4-30）。

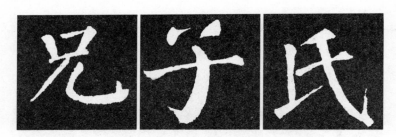

图 4-30　颜体钩画

7. 颜体折画

颜体折多内方外圆，分横折、竖折、撇折等。折笔转折处多提笔另起，有折必有顿，棱角呈斜面（图 4-31）。

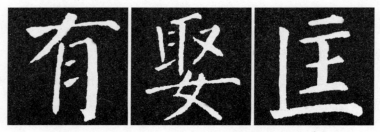

图 4-31　颜体折画

8. 颜体挑画

颜体挑画比较厚重，与欧体不同的是，不采用方笔而多采用圆笔，显得端庄浑厚（图4-32）。

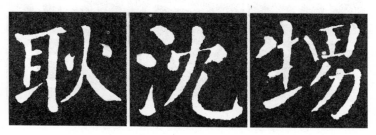

图 4-32　颜体挑画

（二）颜体结构特点

颜体结字多以正面对人，两肩齐平，字形端正，饱满丰润，庄重雄伟。具体特点如下：

1. 左右环抱，外密内疏

颜体的左右竖画，向外弓背，多呈环抱之势，因而字形显饱满圆润；另一个特点是外密内疏，上密下疏。由于竖画环抱，外缘显紧密抱团。外密则必须内疏，有松有紧才能美观。颜体有些字上密下疏，很得沉稳之美（图4-33）。

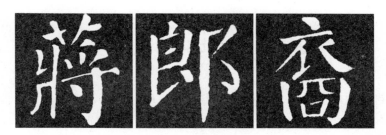

图 4-33　颜体结构特点（1）

2. 血肉丰满，雄强厚重

世有"颜筋柳骨"之说，是说颜字血脉通畅，肌肉丰满。由于竖画

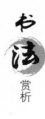

向外撑，加之丰厚的笔画（横画除外），自然就形成了宽博雄劲的独特风格（图4-34）。

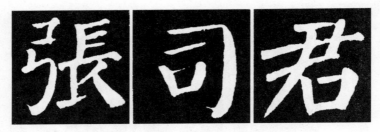

图4-34　颜体结构特点（2）

3. 横细竖粗，撇擒捺放

颜体的横画通常比竖画细，竖的粗壮更增添了字的稳健。而竖中右竖往往又比左竖略粗；撇捺相比，撇显细短，捺显粗长、厚重（图4-35）。

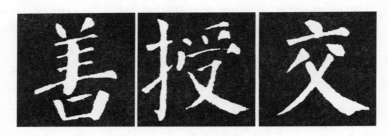

图4-35　颜体结构特点（3）

二、赵体楷书

赵孟頫的书法源自晋唐，初学二王，后学唐人，再学米芾。他聪颖过人，融会百家而自出新意，与唐三大楷书家并称为欧、颜、柳、赵"楷书四大家"，其书被称为"赵体"。所书楷书多用中锋，笔画精熟，婉转秀劲，结构稳健而富于变化，常用行书笔意书写楷体，独具风貌。这里以他的《胆巴碑》为例，解析如下。

（一）赵体用笔特点

赵体用笔，圆满精熟，典雅流畅，以圆笔为主，兼施方笔，妍美飘逸中不乏挺秀丰润。

1. 赵体点画

赵体的点，姿态众多，有正有斜、有长有短、有藏有露，变化无穷。赵体的点多取侧势，独点多呈圆态，或出锋或不出锋，都与下一笔相呼应，如"之""空"等；两点相向相背，都左右顾盼；三点相聚或横排或竖排，都气势相连；四点的排列，灵动多姿，无板滞之感（图4-36）。

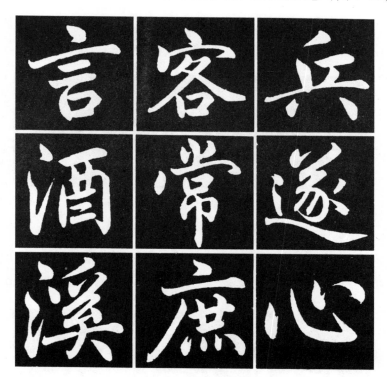

图 4-36　赵体点画

2. 赵体横画

横画在平直之中均呈现起伏变化的气势，起笔取侧势，收笔用回锋，粗细较均匀。横和竖往往充当主笔，做主笔的横画中间要提行（图4-37）。

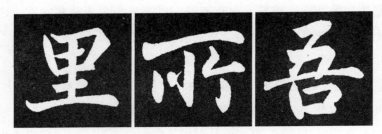

图 4-37　赵体横画

3. 赵体竖画

竖画多横下笔，藏曲于直中，兼用悬针、垂露之法。有的竖因取势向字心环抱，微呈左弧或右弧，也有的取相背之法（图4-38）。

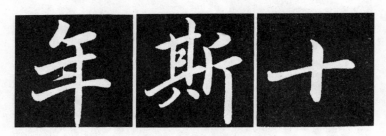

图 4-38　赵体竖画

4. 赵体撇画

撇画有的逆笔出锋，有的回锋带出附钩，含蓄绵韧且丰润秀劲，形状上有兰叶撇、金刀撇、曲头撇等，长短各异，形态不同（图4-39）。

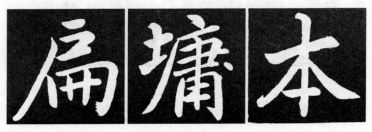

图 4-39　赵体撇画

5. 赵体捺画

捺画有明显的一波三折之态，裹锋起笔，波势运行，先轻后重，重按出锋（图 4-40）。

图 4-40　赵体捺画

6. 赵体钩画

顺势出钩，有长有短，富于变化。竖钩向左上出钩，有的长锐，有的含蓄，戈钩较凝重劲锐，俯钩转笔即出，竖弯钩饱满劲健（图 4-41）。

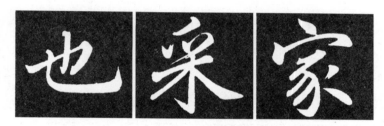

图 4-41　赵体钩画

7. 赵体折画

赵体折多内方外圆，折时先提后按，用笔肯定利索，其画既不臃肿笨拙，又不软弱浮滑（图 4-42）。

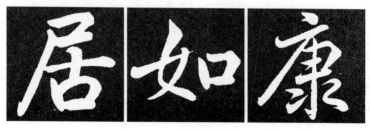

图 4-42　赵体折画

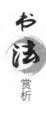

8. 赵体挑画

挑画多裹锋落笔，由重至轻提向右上。形态比较圆润、灵动，不似柳体雷厉刚健（图4-43）。

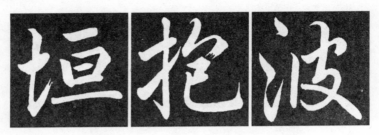

图 4-43　赵体挑画

（二）赵体结构特点

赵体流动秀美，笔圆体方，中锋运笔，撇捺舒展，避难就易。看似柔润实则劲健刚强，以行书笔意书写楷书，独具风貌。

1. 疏密均匀，笔圆字方

赵字结构疏密得宜，密处不显拥挤，疏处不显空旷，各部分之间穿插迎让，和谐自然。点画圆润厚实，字形方扁（图4-44）。

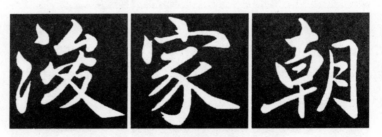

图 4-44　赵体结构特点（1）

2. 收放自如，撇捺开张

赵字撇捺向外开张伸展，起到了覆盖下边的作用。凡开张撇捺的字，其他部分能自如收缩退让（图4-45）。

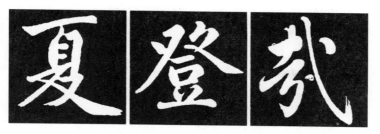

图 4-45 赵体结构特点（2）

3. 笔势流畅，牵丝明显

传说赵孟頫一天能写万余字，可见其行笔快速准确。楷书也带有行书笔意，增加了明显的牵丝钩挑，使字形圆润流畅（图 4-46）。

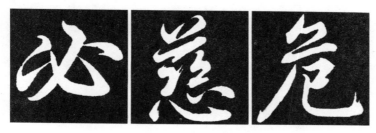

图 4-46 赵体结构特点（3）

4. 简约减省，化静为动

赵体楷书化简了字形，减省了笔画，几乎就是行书。由于笔势连贯，减省了笔画，使点画形态更显动感。可以认为，赵体是介于唐楷和行书之间的书体，相比唐楷，赵体更易入门（图 4-47）。

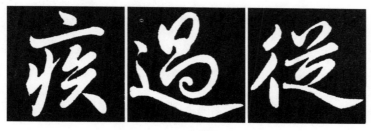

图 4-47 赵体结构特点（4）

第五章

行书、草书

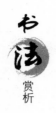
第一节　行书

一、行书用笔特点

　　"行"，是行书的主要的特点。古人把楷书比做"立"，把行书比做"走"，把草书比做"跑"，十分形象、准确。行书与楷书、草书的不同是在于流动而不静止，疏散而不狂纵。以楷书对比，行书的特点有以下几种：

1. 速度快，节奏大

　　与楷书相比，行书的书写速度明显加快。楷书行笔规矩周全，藏锋入笔，回锋收笔，无垂不缩，无往不收。行书则不要求藏锋入笔，也不要求每个笔画都回锋收笔。有垂则垂，有往则往，不必藏起尾巴装饰自己。这些过程的简化自然会提高书写的速度。再者，既然行书是楷书的流动，那么书写速度当然就比楷书快捷、率意，即在规矩中增加了速度。我们写行书的直接感受是楷意越多，行笔则越慢；草意越多，行笔则越快。这种欢快活泼的行笔必然带来笔势的增强、节奏的增大。有节奏必有起伏，有起伏就有美感（图 5-1）。

2. 点画呼应，笔势连贯

　　行书点画之间有明显的呼应关系。上一笔画的收笔往往是下一笔的开始。左边的笔画照应右边的笔画，上边的笔画俯视下边的笔画。上下、左右互相呼应，形成一个和谐的整体。笔画之间呼应的表现是若断还连的牵丝。每一个行书字体，画间都要呼应连贯。如果笔画之间断开得多，就是行楷字体；如果连在一起的多，并且还有点画的减少，就是行草字体。

　　由于行书的书写速度较快，使得笔画之间脉络相通，意气流动，增加了行书的灵动感和呼应性，这是行书的一个主要特征。写行书还要注意两点：一不能为了连笔而连笔，盲目追求一笔书。曲曲盘绕、矫揉造作，似死蛇一团是不美的。二是不能为了断笔而断笔，该断的断了，不该断的也断，这容易把字写散，也要避免。正确的做法应该是有断有连（图5-2）。

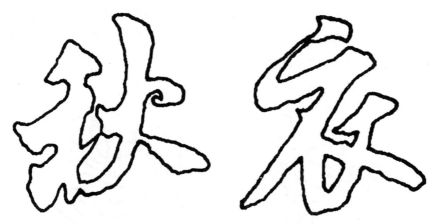

图 5-1　行书　　　　　　　　　　图 5-2　点画呼应

3. 以曲代直，化方为圆

　　楷书讲究横平竖直，而行书则强调以曲代直，几乎所有的笔画都变成了或大或小的曲线。曲能生势，曲能显美，而且还能因为弯曲而加快书写的速度。写楷书讲究的是平整方正，而行书则化方为圆，使那些生

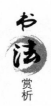

硬的拐折变成了圆转的曲线。因为由折变转，可以加快速度。这就像运动场的跑道，都是椭圆的，不是方形的，其目的是为了使运动员在拐弯的时候不会降低奔跑的速度。所以，为加快书写的速度，通常变方折为圆转，以曲线代直线（图5-3）。

4. 以点代画，以简代繁

楷书的许多笔画在行书当中用点来代替，许多繁杂的楷书在行书当中被削繁化简，这是行书

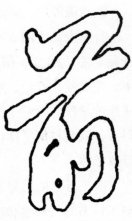

图 5-3　以曲代直

的又一显著特点。楷书中所有的笔画几乎都可以用点来代替。聚画为点，缩短了书写时间，提高了书写的速度。将笔画繁多的楷字，通过化简，以简单的字形来代替，不仅快捷方便，还创造出了新的字形。

但要注意，用点代画，化繁为简，是有原则的，不能任意简化。要以字典、法帖和约定俗成为准，不可只图一时痛快信笔涂鸦，任笔为体是不行的。正确化简、合理减省的方法是以点代横竖、以点代撇捺、以点代口等（图5-4～图5-6）。

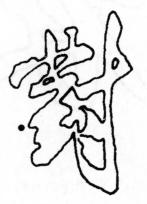

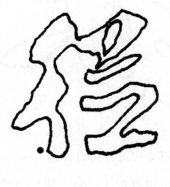

图 5-4　以点代横竖

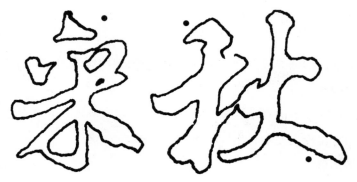

图 5-5　以点代撇捺

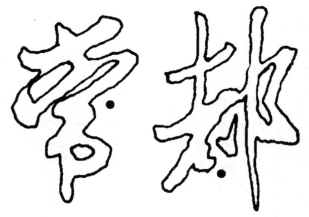

图 5-6　以点代口

二、行书点画用笔法

　　行书点画富于变化，体态优美。由于各书家的用笔习惯不同，因而风格各异、流派纷呈。行书世界恰像百花园，万花竞放，争奇斗艳。这里以王羲之行书为例进行分析。

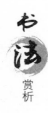
（一）点

行书中许多画变成了点，点的增多也造成了形态的增多。

1. 出锋点

①露锋落笔，向右下轻按。

②顺势出锋向左下，出锋不可太长（图 5-7）。

2. 带钩点

该点多为捺画变异而成，其写法是：

①露锋向右下行笔，边行边按。

②顺势向左挑出锋，劲健迅疾（图 5-8）。

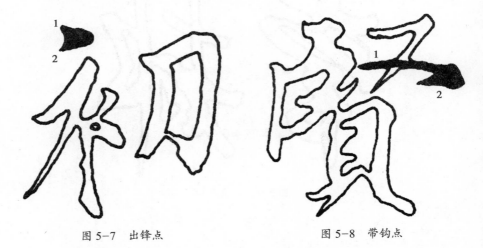

图 5-7　出锋点　　　　　　　　　　图 5-8　带钩点

3. 启下点

①承上势入锋写点，顺势向左下带笔。

②承上点向右下按笔，回锋向左下收笔（图 5-9）。

4. 启右点

①中锋运笔，向左下行笔，回笔向右上。

②承左势入笔，向下按笔，然后再向右上收笔（图 5-10）。

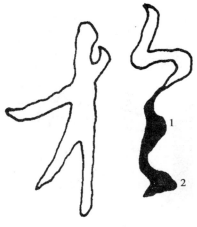

图 5-9　启下点

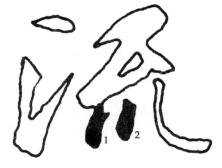

图 5-10　启右点

5. 呼应点

①顺势按笔，向右上出锋。

②再顺势落笔，向左下出锋，两点呼应顾盼（图 5-11）。

6. 长点

多为捺笔变异而成，比反捺略短。

①顺势向右下，按笔运行。

②至尾端做顿，回锋收笔（图 5-12）。

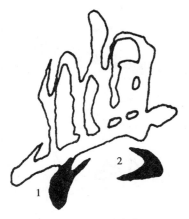

图 5-11　呼应点

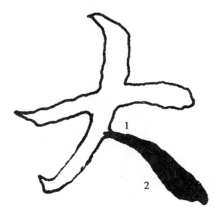

图 5-12　长点

151

7. 三点水

①露锋向右下按笔，回锋向左出笔。

②顺势入锋下行。

③折锋按笔，向右上挑出（图5-13）。

（二）横

写横忌平，应该上仰或下俯。凡横上接笔的都要上挑，凡横下接笔的都用带下横呼应。

1. 启上横

①露锋入笔，中锋向右运行。

②向左上提笔，快速出锋（图5-14）。

2. 启下横

①露锋入笔，中锋向右运行。

②按笔向左下出锋（图5-15）。

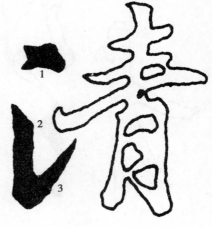

图5-13　三点水

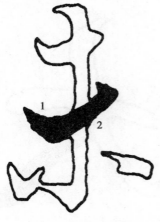

图5-14　启上横

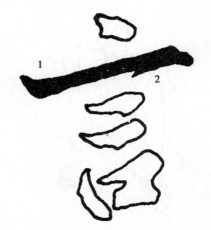

图5-15　启下横

3. 长横

①露锋起笔，稍顿蓄势后向右上行。

②回锋向左顿收（图 5-16）。

（三）竖

行书的竖画也有悬针、垂露之状。左竖向右上出锋，右竖向左下出锋。如果是中竖，可以自由伸缩变化。

1. 悬针竖

①裹锋向上铺毫，转笔向下中锋力行。

②逐渐提笔收锋（图 5-17）。

2. 垂露竖

①裹锋向上入笔，转笔向下中锋力行。

②逐渐按笔，顿笔回收（图 5-18）。

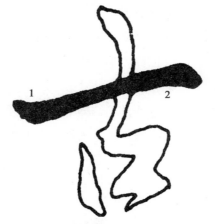

图 5-16　长横

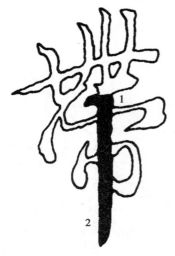

图 5-17　悬针竖

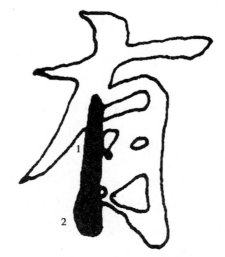

图 5-18　垂露竖

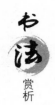

3. 曲头竖

①露锋横下笔，调锋向下中锋力行。

②回锋收笔（图 5-19）。

4. 带钩竖

①逆锋落笔，向下中锋运行。

②行至末端，回锋向右上挑出（图 5-20）。

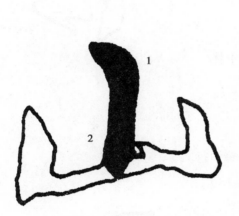

图 5-19　曲头竖

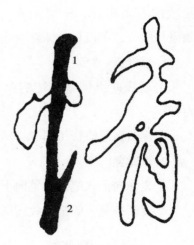

图 5-20　带钩竖

5. 斜竖

①顺势入笔，向右下运行。

②至尾端回锋收笔（图 5-21）。

（四）撇

行书的撇，有的出锋，有的回锋，粗细长短变化很多。常见的有斜撇、回锋撇、长撇、平撇、挑钩撇等。

1. 斜撇

①逆锋起笔，向左下方略带弧形而

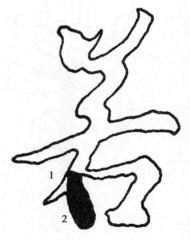

图 5-21　斜竖

行，笔画较长而舒展。

②力送到尖，顺势出锋（图 5-22）。

2. 平撇

①逆锋重顿。

②向左侧折锋撇出。其形势显短、平（图 5-23）。

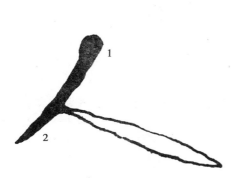

图 5-22　斜撇

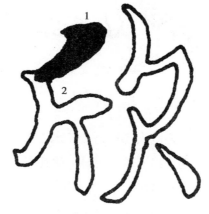

图 5-23　平撇

3. 回锋撇

①逆锋起笔，向左下运笔。

②至撇末回锋收笔（图 5-24）。

4. 长撇

①逆锋入笔，向左下运行。

②至尾或出锋或回锋做收（图 5-25）。

5. 挑钩撇

①中锋入笔，运笔取弓势。

②向左上挑出做收（图 5-26）。

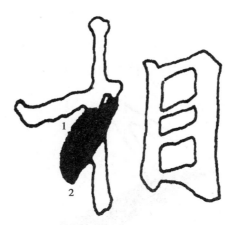

图 5-24　回锋撇

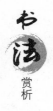
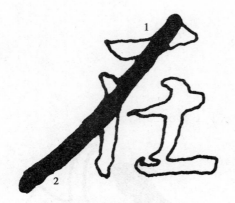

图 5-25　长撇

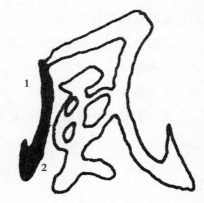

图 5-26　挑钩撇

（五）捺

捺画大都有行云流水之势，含有明显的一波三折之意，要避免僵直。有两个以上的捺时要变化其姿。

1. 斜捺

①露锋起笔，由轻到重向右下运行。

②至捺尾按笔，再向右平收（图 5-27）。

2. 平捺

①顺势裹锋入笔，向右偏下运笔。

②向右上微扬出锋（图 5-28）。

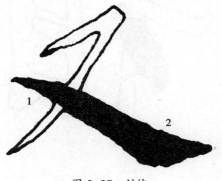

图 5-27　斜捺

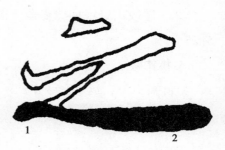

图 5-28　平捺

3. 回锋捺

①顺势入笔向右下波曲运行。

②调锋回笔，向左下出锋（图 5-29）。

4. 反捺

①顺势轻入笔，逐渐用力向右下运笔。

②轻顿，向左回锋收笔（图 5-30）。

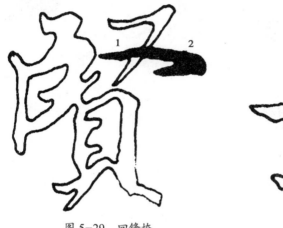

图 5-29　回锋捺

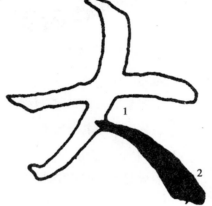

图 5-30　反捺

5. 挑钩捺

①承势裹锋入笔，调锋向右波势运行。

②顿笔稍驻，向上提笔出锋（图 5-31）。

6. 隼尾捺

①露锋入笔。

②重按稍顿后沿上线牵出笔锋（图 5-32）。

（六）钩

行书钩的形态除有些相似于楷书钩以外，还有些是圆转带出或顺势带出的。写的时候要自然产生，不要犹豫拖沓。

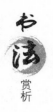

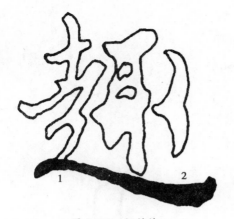

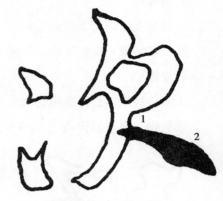

图 5-31　挑钩捺　　　　　　　　　　图 5-32　隼尾捺

1. 竖钩

①露锋起笔，调锋向下做竖。

②稍驻，向左上钩出（图 5-33）。

2. 横钩

①顺势起笔，向右中锋行笔。

②调锋，蓄势向左下钩出（图 5-34）。

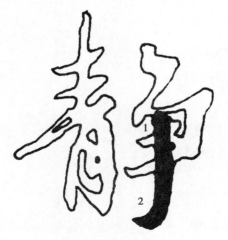

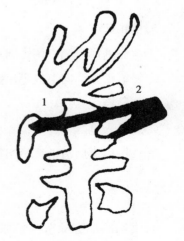

图 5-33　竖钩　　　　　　　　　　图 5-34　横钩

3. 圆曲钩

①裹锋起笔，向下偏右渐用力运笔。

②转锋略顿，向左平推出锋（图 5-35）。

4. 戈钩

①露锋入笔，向右下微呈弧形运笔。

②折锋向上，迅疾出钩（图 5-36）。

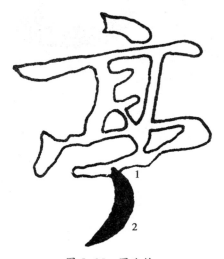

图 5-35　圆曲钩

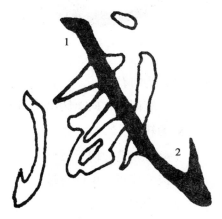

图 5-36　戈钩

5. 心钩

①露锋入纸，向右下呈弧状运笔。

②稍驻，蓄势向左上提笔出钩（图 5-37）。

6. 背抛钩

①承势起笔，向右运行。

②先提后顿，折锋向下呈收腰势运行。

③驻笔，调锋向左上钩出（图 5-38）。

7. 竖弯钩

①顺势起笔，向下运行。

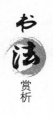

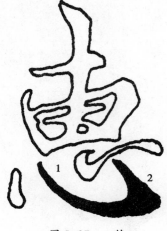

图 5-37　心钩

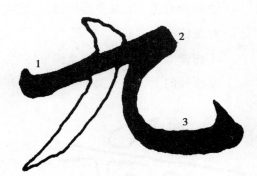

图 5-38　背抛钩

②转笔向右。

③顿笔调锋，向上钩出（图 5-39）。

8. 圆转钩

①顺势入笔，向下运行。

②以转代折，中锋转过。

③向左偏上出锋（图 5-40）。

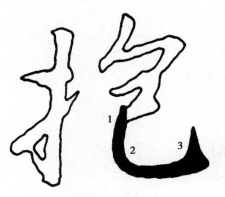

图 5-39　竖弯钩

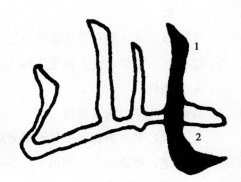

图 5-40　圆转钩

（七）折

楷书的许多折在行书中变成了圆转，失去了棱角，但有时也要用到折笔。

1. 横折

①中锋起笔做横。

②稍驻，折锋向下（图 5-41）。

2. 竖折

①中锋起笔做竖。

②折锋向右运笔（图 5-42）。

3. 撇折

①露锋起笔，向左下运行。

②折锋向右或右下（图 5-43）。

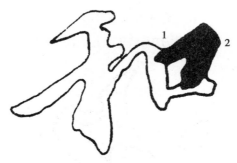

图 5-41　横折

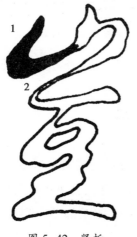

图 5-42　竖折

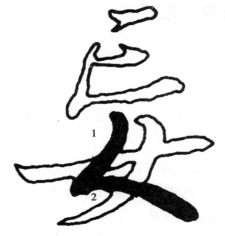

图 5-43　撇折

（八）挑

行书的挑也称提，其变化主要在于长短、粗细和斜度上。挑要劲健有力。

1. 短挑

①承势做顿。

②用力做挑（图 5-44）。

2. 长挑

①顿笔调锋向左下。

②用力折锋向右上疾出（图 5-45）。

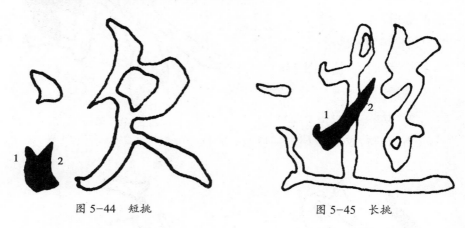

图 5-44 短挑   图 5-45 长挑

三、行书的偏旁部首

　　行书的偏旁部首和点画一样，写法很多。写好它们对字形结构很有意义。偏旁安排好，整个字形就和谐生动，安排不好就会使字形散乱。

　　现将偏旁部首分为左旁、右旁、字头、字底四个部分，择要讲解如下：

1. 左旁

　　左旁数量最多，其共同点是都向右边取势，或向右倾斜，或由牵丝带向右侧，或变化形态以适应右旁，都要做到松紧适度、和谐美观。

2. 右旁

右旁是最后来写的，要起到呼应左边，衬托和修饰整个字形的作用。

3. 字头

上下结构的字，要把字头写好，或开张或收缩，向下俯视其他部件。字头要取横势，方能适当。

4. 字底

字底的处理，要根据上面部件宽窄大小来做适当安排，要起到稳定、承载的作用。

四、行书字形结构

行书的结构丰富多彩且变化无穷，我们要从千姿百态的变化中去寻找规律，用以指导学习。我们知道，行书是楷书的快写，是楷书的疏散和流便。根据这种亲缘关系，我们就可以通过楷书的结体变化，找出它们之间的共性与特性，来把握好行书学习。

由于行书脱胎于楷书，当然与楷书的结构原则有很多相同之处；但行书中又有许多草书的因素，所以其结构上又有许多不同于楷书的特点，这就要求行书的结体要比楷书纷繁多变，又不像草书那样，以数字（一笔多字）或整行、整篇为结构单元。行书结构的规律可归纳为以下几点：

（一）敧侧取正

楷书的结构要求平稳方正，这是端庄美。行书的结构要求敧侧取正，这是险峻美。行书的"正"已不同于楷书的"正"。如果把楷书的"正"比喻为一个端正站着的人，那么行书的"正"就是做出种种惊险动作而又稳如泰山的人，这就是重心平稳。行书的重心平稳是楷书重心平稳的升华和提高，其难度要比楷书大。楷书是正正得正，行书是歪歪得正，

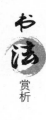

把几个端正的部件组合在一起比较容易，把几个歪斜的部件组合起来就比较难，所以说行书比楷书难写。为什么人们都愿意写行书呢？因为行书简约、快捷，欹侧的形态十分灵动、优美。

欹侧取势是行书结构的一条重要原则。英国艺术理论家荷迦兹在《美的分析》中写道：大多数物体的侧面总比它们的正面要可爱得多。很显然，快感不是由于看到这面与那面的丝毫不差而产生的……当一个美丽的妇人的脸稍微向一方偏侧时，就失去了两半边脸的丝毫不差。把头稍偏一偏，就更能使一张拘谨的正面面孔的直线和平行线条有所变化，这种姿态一向是被认为是最讨人喜欢的。我们照相，许多人喜欢把面部或身体略侧一些，因为这样看上去更自然优美。

欹侧取势是古人百用不烦的，因为欹侧生美，欹侧生神。欹侧不是失去重心的倾斜，而是歪中得正，似欹反正。王羲之、米芾的行书就是欹侧取势的典范。

行书的欹侧主要有两种形式：一种是整个字欹侧，要靠章法中的上下左右的字去补救，增强美感。另一种是部首偏旁的欹侧，有上欹下侧或左欹右侧，都是靠局部结构向反方向倾侧来维持字的重心稳定（图5-46）。

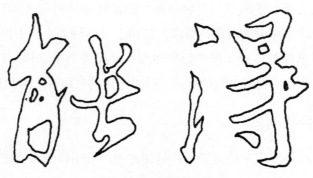

图 5-46 欹侧取正

（二）宾主相宜

汉字由多个笔画组成，这些组成字的笔画要有长有短，有粗有细，有主有次。使一个字好看，要突出主笔，立主定宾，宾主相宜。这正如刘熙载在《艺概·书概》中所说的："画山者必有主峰，为诸峰所拱向；作字者必有主笔，为余笔所拱向。主笔有差则余笔皆败，故善书者必争此一笔。"朱和羹在《临池心解》中也指出："作字有主笔，则纪纲不紊。……凡布局、势展、结构、操纵、侧泻、力撑，皆主笔左右之也。有此主笔，四面呼吸相通。"

主笔，通常在结构中起着决定性作用。它是一个字的主要支柱或大梁，既起着稳定重心、平衡构架的作用，又决定了这个字的基本形态。有了这个主要的笔画，其他笔画就可以以它为准绳，安排大、小、正、斜、长、短等，整个字的点画搭配就会条理不乱，主次分明，使字形的结构富有节奏和美感（图5-47）。

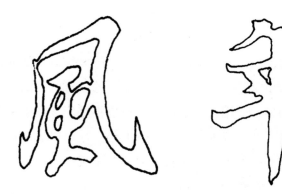

图 5-47　宾主相宜

（三）向背求变

要打破一个字的机械呆板，进行相向或相背的变化是必不可少的。相向，是左边向右边取势，右边向左边取势。相背，是左边向左边取势，右边向右边取势。

相向取势在行书中运用得极其普遍。这种取势方法，可使字形呈现出紧凑、饱满、圆润的效果。

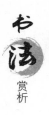

相背取势要力争形背意连。不能因为左右相背而失去笔画之间的呼应联系，使结构松散。要靠笔势的牵连或左右两边的相互依靠来加强呼应，做到背而不散、背中有向、背中有神（图5-48）。

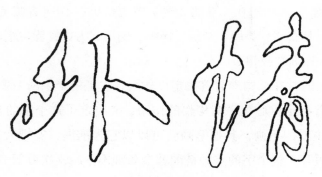

图 5-48　向背求变

（四）上下俯仰

俯，是向下的意思；仰，是向上的意思。俯仰相对，就形成了上下呼应的形势。俯仰相对是对上下结构的字而言的。有些字的字体结构本来就有上俯下仰的形式，用行书来写，会更取得呼应紧密的效果。有些字可能有上俯没有下仰，或者有下仰没有上俯，这可以通过适度变形来形成上俯下仰的形势。上下结构的行书要非常重视呼应连贯，不然就会把字形写散，形散神则散（图5-49）。

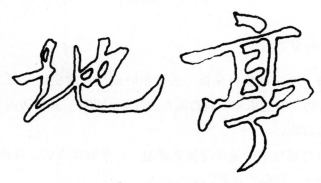

图 5-49　上下俯仰

（五）收放自然

收和放是求得字形变化的又一重要方法。一般来说，充当主笔的撇和捺、横和竖是要放展伸长的，而其他副笔则要收缩避让。这样字体的形态松紧有别，就会显得自然美观。

如果是左中右结构或者上中下结构，这时候要收紧或者放开的就可能不是单个的笔画，而可能是一个部件。通过收放收或放收放这样的变化，字形虽繁杂而仍能显其美观。

收和放是一对矛盾的统一体。有收无放会使字形拘谨局促，像一个腼腆的人手足无措。有放无收则又会使字形稀落松散，不成字形。所以，写字一定要有收紧，有放开，收放自然和谐，字就会好看。这就像武术演员，一定要把腰扎紧才能爆发出力量，才能出手制胜。写字也是这个道理（图5-50）。

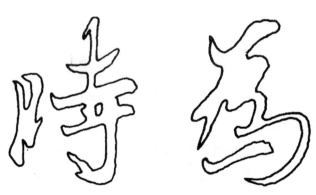

图 5-50　收放自然

（六）参差错落

楷书讲究整齐美，行书讲究变化美。俯仰、向背、欹侧、收放、疏密等都是变化求美的方法，而参差错落也是重要的方法之一。所谓参差，就是打破整齐，使笔画有如鱼鳞鸟羽，错落交互，不仅使字张缩有致，

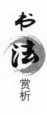

而且形态优美。如果平直相似，上下方整，前后匀齐，状如算子，便不成其书。变化形态十分重要，米芾在这方面做得很好，值得学习和借鉴。

参差错落的形式有多种，在左右结构的字中有左下右上、左上右下、上平下不平、下平上不平，上下结构的字有上小下大或上大下小等（图5-51）。

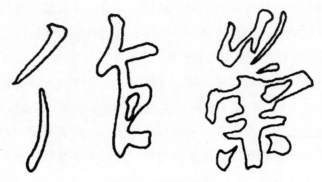

图 5-51 参差错落

（七）连续各异

在进行字体结构时，为了避免雷同单调，对相同的笔画、偏旁等要做变形处理。在一篇作品中，如果一个字连续出现几次，也要做变形处理，这是结构美的需要。

唐代大书法理论家孙过庭在《书谱》中说，写字要违而不犯，和而不同。"违"，就是参差、变化、错杂、多样等，"违而不犯"，就是不要互相冲撞；"和"，就是相同、重复，"和而不同"，就是不要一个样子，要各有其态。王羲之的行书正是笔笔迥异，字字意殊，《兰亭序》中二十多个"之"字，字形都不相同（图5-52）。

行书结构的变化是复杂的，以上是常见的变化规律。它们互相关联，互相融合，你中有我，我中有你，彼此交织在一起。不要把它们孤立地看待，要融会贯通，合理使用，通过反复实践才能学好行书。

168

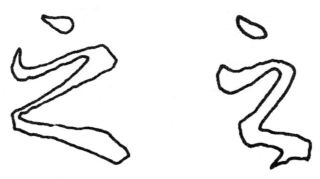

图 5-52　连续各异

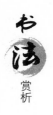

第二节　草书

　　草书是一种比行书更为流动、更加奔放的字体，在艺术上更具有夸张的表现手法和浪漫性。草书的书写方法同行书相仿，结体欹侧多姿，运笔更具节奏感。与行书相比，草书起伏跳跃更大，点画呼应更明显，牵丝更多，线条更流畅，更能表现浪漫气息和丰富的情感。所以，随着草书的发展，其实用价值逐步为艺术价值所取代，是一种高雅书体，具有很高的欣赏价值和艺术魅力。因此，学习和了解草书，对提高艺术欣赏水平、增长书法艺术的认识具有重要意义。

　　草书一般分为章草、今草和狂草三种。

　　章草始于汉代，盛行于西汉至西晋，是由隶书演变而成的，是隶书的草写，也称"草隶"。相传，当时上奏朝廷的奏章，由于情况紧急，不能一笔一画地书写，便加快了书写速度。使笔画多有连带、圆转，使隶书的波磔逐渐减少，便形成了"章草"。也有人说这种书体产生在汉章帝时期，因而叫"章草"。

　　今草是在章草基础上演变而来的。章草虽比隶书快捷、省便，但仍保留着波挑，妨碍了字与字上下之间的连续。今草减去了章草的波挑，使字与字之间的联系加强，并有了牵丝萦带，笔画也更简省。因此，书写变得更加快捷、流畅。相传，今草为东汉张芝所创。

　　狂草是今草发展到极端的产物。相传，狂草乃唐张旭所创，后人尊称张旭为"草圣"。狂草的特点是突破了今草的规范，夸张了今草的结构体势，运笔连绵不断、起伏跌宕、奔放豪爽，纵情发挥，结体顾盼相揖、欹侧多姿、大开大合、穷其变化，故最易宣泄情感，也最具艺术感染力。

草书一般情况下通常指今草。下面介绍其用笔技巧和结构特点。

一、草书用笔特点

草书的用笔原理与楷书、行书基本相同，但要求以中锋为主、兼用侧锋，比楷书、行书简捷流畅，楷书"详而静"，草书"简而动"。草书的简捷写法，不是随意乱写、不讲法度的。它仍具有严格的规矩，要求笔心常在点画中行，即使锋尖在纸面上跳跃，也仍是笔心触纸。因此，凡正书的用笔方法，诸如中锋用笔、提按顿挫、轻重徐疾、逆入回锋等，在草书中无不具备。所以古人谓"作草若真"。如唐代书家张旭以擅狂草著称，然后人论其作草书"下笔必有楷则"。怀素的草书线条有时细如游丝，却像钢丝那样绷得紧紧的；转折处虽然以圆代方，但决无塌肩之病，笔毛也不扭曲绞乱，真有将百炼钢化为绕指柔之妙，我们称之为"折钗股"，是草书用笔的最高境界。

当然，草书毕竟不同于楷书，其用笔还有其自身的特点。我们从怀素的草书中还可以看到，草书起笔也用逆势回锋，只不过不像楷书把锋回到点画中，而是有痕迹落在纸面上。怀素书写狂草作品时，往往是巧妙地借助连绵不断的气势，用上一笔收笔的牵丝为下一笔起笔的逆笔回锋，这样仍做到藏锋不外露。

由此可知，草书的用笔实际上比楷书、行书更难掌握，因为书写速度慢时，一旦笔心偏离点画中心，可以从容不迫地提按调整。但以较快速度运笔时，一方面要使气势不断，一方面要把握着中锋，借势逆锋出笔，实际上仍有提按顿挫，要下很深的功夫才能做到。"气成乎技"，就是说气势是由高超的用笔技巧来保证的。不讲用笔的随心所欲书写，称

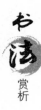

不上草书艺术。

所以，我们在书法教学中，强调基础训练，楷书书法扎实后，才能以较快的速度写行书；行书笔法扎实了，才能以更快的速度学草书。我们在初学草书时，可先写得慢一些，先练就在盘旋曲折中保持中锋的基本功，然后逐步加快书写速度。等到正确的用笔方法习惯成自然时，草书的气势也能形成了。

二、草书结字特点

草书结字的点画呼应比行书更密切，形态变化比行书更强烈，各种疏密、俯仰、向背、迎让、参差的对比可以非常夸张。这些，是学草书者容易体会到而且比较乐意接受的。这里则要提出两点注意：

第一，呼应密切，牵丝较多，但不可乱作曲线扭来扭去，结成过多圆眼，像唐太宗所批评的"行行如萦春蚓，字字如绾秋蛇"。这样的话，不仅笔道软弱无力，而且满纸线条挤在一起，烦琐杂乱，无书卷气。

第二，点画形态变化大，与楷书结字有相当的差距，以及用简单的点画代替复杂结构的现象比行书更普遍，这都是草书的结字特点。但我们要知道，草书毕竟是汉字的一种字体，它还是要受汉字约定俗成的规矩束约。草书是有严格规则的，不能信手画符。

我们可以从下例三个方面掌握草书的结字：

1. 明白源流

有的草书结字来源于古文字写法，如"方"，篆书作 ，草书作 、 、 ，中间一笔从上到下不断，同隶书、楷书的断开不同。又如"夜"，篆书作 ，草书作 、 ，也是直承篆法。

2. 知道替代

要掌握哪些简单点画可代替哪些复杂偏旁，这对于学草书特别重要。简单的 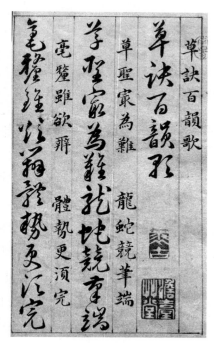、，可以代替左边的弓、彳、亻，如 （张）、 （弹）、 （往）、 （彼）、 （似）、 （何）。子在左可代替子、弓、纟、阝，如 （弱）、 （能）、 （维）、 （纳）、 （孤）、 （孙）。可代替右边的页、欠、彡，如 （形）、 （歌）、 （颠）、 （烦）。可代替上部的门、罒，如 （冠）、 （冥）、 （斗）、 （罗）、 （罪）、 （闻）、 （阙）。在上可代替厶、互、罒、覀、隹、且、口、田、日，如 （矣）、 （彝）、 （受）、 （要）、 （集）、 （具）、 （吕）、 （异）、 （景）、 （星）。可代替下部的彡、木，如 （寥）、 （桑）。可代替下部的廴、辶，如 （建）、 （道）等。

3. 辨别异同

由于草书用相同简单笔画多，所以我们应该注意相近字形的辨别。《草诀百韵歌》（图5-53），可供参考，如其中有把相近的草书结字排在一起，可供比较、辨别、学习。

图5-53　《草诀百韵歌》

三、草书学习步骤

学草书首先要认识草书。不会识读，照猫画虎是很难奏效的。因此，一定要首先花功夫去记忆草书的简省符号。一般来说，初学者可借助阅读《草诀百韵歌》、王羲之《草诀歌》（图5-54）、《草字辨异手册》等，

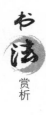

从中掌握草书的一般写法和识别规律。还可对照《标准草书字汇》，边读边写，加深记忆，便可学好。不可自我杜撰，任笔为体。

从上面介绍的草书的用笔和结字可知，草书是有严谨法度的，所以我们的学习就要从了解掌握法度入手。为了训练用笔方法和掌握结字规则，初学应从单字练起，从点画提按顿挫尚为明显的章草或二王草法及有楷书对照的草书帖学起，如王羲之《十七帖》（可用有释文的印本）、王献之《鸭头丸帖》、孙过庭《书谱》、智永《真草千字文》，还有现代胡公石先生的《标准草书字汇》、于右任的《标准草书》等都可作为初学草书的范本。

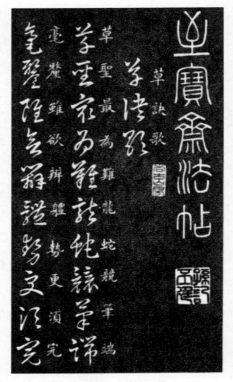

图5-54 《草诀歌》

有了一定的基础，便可进而学习怀素的今草。但同时要注意，怀素的草书传世作品不少，我们也可以安排一个过程，如先学《论书帖》《食鱼帖》，再写《千字文》（有《群玉堂帖》本），最后写起伏跌宕较大、各种对比最为强烈的《自叙帖》。

需指出，学写草书也同楷书、行书一样，要先专写一家，然后博采众长。因为各家都有各家的体系，各帖都有各帖的内在联系，不可任意割裂抽出，东拼西凑。像《草字汇》等书法工具书，只可作为字典用，不能当字帖学。

学习草书，要有认真的态度，这是至关重要的。因为许多人以为草书是快速、潦草的，随意性很大，没什么规矩，所以写起来也就马虎、草率，不用像对待楷书那样严谨、踏实，这当然学不好草书。学草书同样要严肃、认真，从一点一画开始，有目标地去学习就会学好。

　　草书中字形相近似的字很多，有的只差一点点，有的只是笔顺不同，有的一符通用、一符多用，甚至有的完全相同。若分不清这些微小的变化，就容易混淆、写错，以致"差之毫厘，失之千里"，这就要求我们要注意辨别。只有这样，才能写准、写好草书。

第六章

隶书、篆书

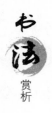

第一节　隶书

　　隶书，在历史上也曾称佐书、史书、八分。它始创于秦，盛行于汉，至今不废。

　　隶书工整、美观，既适用于书写对联、招牌等大字，也适用于书写标题、条幅、说明文字等中小字，应用范围相当广泛。从书法学习的角度看，学习隶书还有助于笔法和结构技巧的训练。

　　隶书的发展又分秦隶和汉隶两个阶段。秦隶（又称古隶）是秦小篆的变体，属隶书草创阶段；汉隶是隶书的成熟、定型阶段。汉代隶书的代表作有《乙瑛》《礼器》《史晨》《张迁》《曹全》等碑帖，是学习隶书的最好范本。

一、隶书用笔特点

　　如前所述，隶书上承篆意，又不同于篆，在用笔上较篆书有较大的改进，下开楷法，与楷书用笔相接近，但又有很多区别。初学隶书，要认真分析隶书的用笔特点，并要了解它与楷书的异同，避免先入为主、以楷入隶。

　　较之篆书和楷书，隶书的用笔特点可概括为以下几个方面：

（一）蚕头雁尾，一波三折

隶书化篆书的圆势长体为方势扁体，即由篆书的纵势逐渐转向横势。由于点画俯仰呼应的产生和波势挑法的确立，出现了一波三折。蚕头雁尾的横和分张外拓的撇捺，增强了隶书的横势，成为隶书典型的特征，形成了中宫紧密、重心偏低、字形宽扁的特点。

"蚕头雁尾"是隶书的主要特征和重要表现手法。"蚕头"是隶书波横的起笔，逆势向左下角落笔，然后顿笔转锋，犹如"蚕头"；收笔时与蚕头形成相对平衡的波脚，俗成"雁尾"。

"一波三折"是指写带蚕头雁尾的波横时，开头要束得紧，颈部要提得起，捺处要铺得满，波尾要拓得开，横捺呈波浪形，一笔中有三个波折起落。

隶书中具有"蚕头雁尾"的波横往往是一字的主笔，常常横贯字中，产生一波三折、起伏跌宕的艺术效果。但一字中只允许出现一个带"蚕头雁尾"的波横，其他诸笔（包括横）皆成"秃尾"，即收笔处不做任何挫捻回锋动作，要以方笔为主，一往即收。这就是所谓的"雁不双飞"（图6-1）。

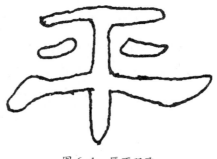

图 6-1　雁不双飞

（二）变曲为直，变圆为方

西晋卫恒在《四体书势》中说"隶书者，篆之捷也"。隶书的"捷"是改篆书圆转的笔画为方折，变繁杂的弧线（曲线）为直线，并截断了篆书的圆匀长线，行笔中有停顿和换笔。

古人云"篆尚圆，隶尚方"，主要指篆书折处势圆，隶书折处势方。

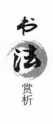

而并非说隶书只用方笔，不用圆笔。实际上，隶书用笔是方圆兼施，只是与篆书相比较，更增加了方笔的运用。而篆书自始至终都用圆笔，特别是弧形弯曲最多，没有侧锋和偏锋。一般地讲，中锋写出的笔画就是圆笔，侧锋写出的就是方笔。隶书用笔不仅有方有圆、有曲有直，还增加了撇、捺、波、折等点画。显然，隶书的用笔较篆书更为丰富多彩。

隶书较之篆书主要区别为：①化篆书的圆势长体为隶书的方势扁体；②化篆书的长曲线组字为隶书的短直线组字；③化篆书的圆转为隶书的方折；④化篆书的圆笔为隶书的方笔和方圆并用；⑤化篆书的点、横、竖、弧为隶书的点、横、竖、波、撇、捺、钩、折等。

（三）中锋用笔，笔势相连

中锋也称正锋，是指行笔时笔管稍直，笔锋沿着点画的中线运行，笔锋始终居于中线。隶书的平稳工整的横向造型离不开中锋。隶书强调中锋，用意在"提笔中含"，内含筋骨气力于转折之中，以保持隶书的平稳工整。不过，这里不能机械地理解"中"的含义，凡在笔画当中，而能反映笔力的锋，即是中锋。不论是侧锋或是偏锋，都是在中锋用笔的前提下出现的。隶书在强调中锋运笔的同时，也常常采用侧锋、偏锋，特别是在表现汉隶方笔中那种带棱角的"刀斩斧砍"的笔画时，是离不开侧锋的。

隶书在用笔中还注意点画的形断而意连。因为在造型上，隶书化篆书的长曲线组字为短直线组字，故不能孤立地写一点一画，要掌握笔势往来的交织关系，尤应注意形断意连的动静关系。如写"天"字，从形态上看，几画各不相干，其实上一笔的收笔与下一笔的起笔之间

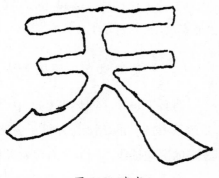

图 6-2　隶书

的笔势是连贯的，只是不留痕迹而已。这样，笔虽断，意相连，笔势有来有往，在来往的运动中展现出隶书正大气象的美（图6-2）。

二、隶书点画写法

隶书点画的基本特征是：横平竖直，横长竖短；横挑突出，在一字之中往往占主要地位；撇捺舒展，波磔分明，转折自然。现将基本点画写法做一分析：

（一）点

隶书的点是篆书的短横、短竖缩变成的。点的写法是落笔藏锋逆入，收笔有回锋和露锋两种。隶书的点要写得生动而富于变化，尤其是要写得饱满厚重。具体形态有：

1. 上点

如"守"字，具体写法是：

①藏锋入笔。

②稍向右下轻顿后，回锋折笔。

③再做收笔（图6-3）。

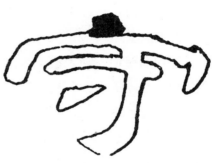

图6-3 上点

2. 横点

①逆锋向左上。

②转锋挫笔。

③力推笔右行。

④一往即收（图6-4）。

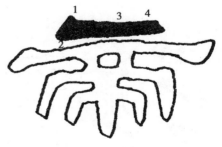

图6-4 横点

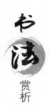
3. 相背点

①逆向左上。

②转锋力挫。

③掠锋疾收。

④逆向右上。

⑤折锋下顿。

⑥驻锋回笔（图6-5）。

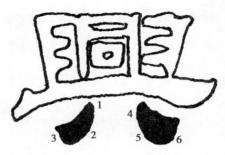

图6-5 相背点

4. 两对点

写这类点，主要注意对称，上下左右，呼应停匀，姿态、方向各异。左上点与右下点相顾盼，左下点与右上点相照应（图6-6）。

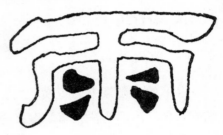

图6-6 两对点

5. 三点水

①用藏锋向左逆入法；②稍向下轻顿；③转锋缓慢平出。

注意每点的方向略有不同：第一点平略下，第二、第三点逐渐上斜，三点向一个中心点汇聚（图6-7）。

6. 四点底

两边点为"八字"对称点，中间点等分，相互呼应，在同一水平线上，两中点略高（图6-8）。

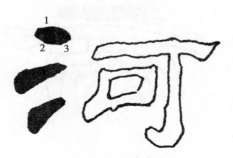

图6-7 三点水

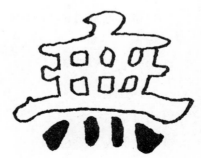

图6-8 四点底

（二）横

这里主要指平横，如"三"字的两短横。隶书中平横使用较多，一个字可以出现多笔。具体写法是：

①用逆锋向左，顿笔转锋向右法。

②中锋行笔到底。

③提笔回锋轻收，或出锋在空中做回收之势（图6-9）。

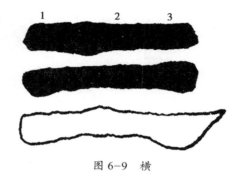

图6-9 横

（三）波

隶书中常将一字中的主要横画写成带有"蚕头雁尾"的横画，简称"波"，形似大雁之尾，具体写法是：

①逆势向左下角落笔，然后顿笔转锋，形成"蚕头"之状。

②中锋右行，中间稍细并成弧状。

③至收笔处按笔稍重，再顺势渐渐提笔，向右上方缓慢提锋形成与"蚕头"相对平衡的"雁尾"状（图6-10）。

波画一定要表现出一波三折的起伏之状。通常一字中只能有一个波横，以作主笔。若遇捺画，二笔应分清主次。原则上，主笔用波画，次笔用平画，以遵循"雁不双飞"的审美原则。

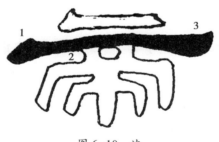

图6-10 波

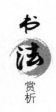

（四）竖

竖的基本写法是：

①用藏锋逆入，转锋向下法。

②中锋运行到底，行笔均匀有力，以篆书笔意运笔。

③回收笔锋。

由于运笔回收笔锋的不同，竖画又分为两种：一种是竖画的下部较尖，有如悬针，如下图"中"字；一种是竖画下部较圆，有如垂露，如下图"来"字旁。不过，这里的悬针末端不要过于尖锐（图6-11）。

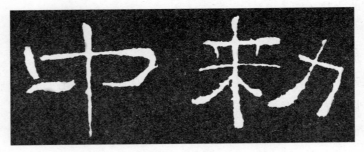

图6-11 竖

（五）撇

撇是表现隶书波磔特征的笔画之一。它与捺画分别向左右伸展而成横势，同时在一字之中起着均衡、呼应的作用。撇的变化较多，或短或长，或直或弯，或尖或圆，形态各异，姿态丰富。

1. 直撇

①用藏锋逆入法。

②转笔后中锋向左下行。

③收笔稍停，向上提笔回收（图6-12）。

2. 弧撇

①用逆锋法。

②折锋向下，先竖再转撇，转笔挫捻内压成弧。

③笔稍驻，向左上方稍用力提笔（图 6-13）。

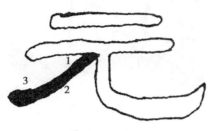

图 6-12　直撇

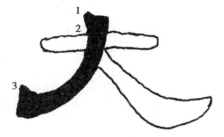

图 6-13　弧撇

3. 曲撇

①用藏锋逆入法。

②折笔，由左上向右下行笔。

③顿折、衄笔。

④顿笔略提，回锋收笔（图 6-14）。

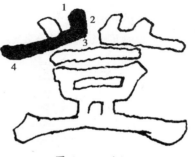

图 6-14　曲撇

（六）捺

捺画与波横用笔方法基本一致，不同的是捺画起笔顿挫不明显，运笔方向由左上至右下，有一定的倾斜度。捺与撇、波一样，常作为字的主笔，因此，要处理好与波横的关系。必要时要书写得长而舒展，尽显波画美感。

捺画按倾斜度可分为平捺和斜捺，按大小可分为长捺和短捺。

1. 斜捺

①用藏锋逆入法。

②折锋顺势铺毫力行。

③顿挫，驻锋折笔。

④收笔回锋，作空中收笔状（图 6-15）。

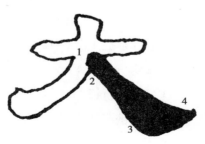

图 6-15　斜捺

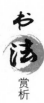

2. 平捺

①用逆向左下法。

②稍顿折锋。

③铺毫力行，可作逆势涩行。

④顿，转笔再驻挫。

⑤回锋空中收笔（图6-16）。

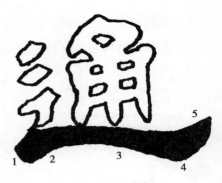

图6-16 平捺

3. 短捺

①用逆入法。

②折锋，顺势铺毫力推右下行。

③顿挫，驻锋折笔。

④收笔回锋，比斜捺要短，显内劲张力（图6-17）。

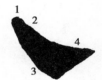

图6-17 短捺

（七）钩

隶书体的钩不是很明显，左钩似撇，右钩似捺，只是略有弯曲、大小之分，有的钩干脆省略，承续篆书信息。

1. 直钩

①用逆锋法。

②折锋向下行。

③顿笔，折锋。

④衄笔。

⑤收锋空提（图6-18）。

2. 弧钩

①逆入，折锋。

②顺势铺毫逆势涩行底部。

③力顿。

④提笔挫锋。

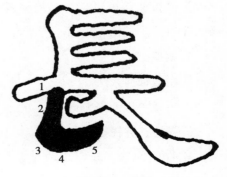

图6-18 直钩

⑤回锋收笔。（图 6-19）

3. 竖弯钩

①用逆入，折锋法。

②力挫下行。

③顿挫折锋。

④转提力向右下逆势涩行。

⑤顿蓄势。

⑥出锋空中回收（图 6-20）。

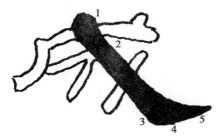

图 6-19　弧钩

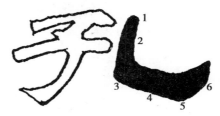

图 6-20　竖弯钩

（八）折

折画是两画连接起来的笔画。折画需换锋，接笔和转笔处应不留痕迹，浑然天成。用笔内含，势圆，下笔、转折和收笔处一般不顿笔。隶书中的折画最忌出现耸肩、斜肩，或用断笔写法。

1. 竖折

①用藏锋逆入法。

②转锋下拖涩行。

③顿，挫，捻，变向。

④收锋（图 6-21）。

2. 横折

①用逆锋法。

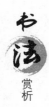

②折锋。

③顺势右行涩拖。

④力挫，折锋下行。

⑤一往即收（图6-22）。

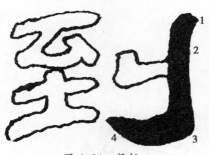

图6-21 竖折

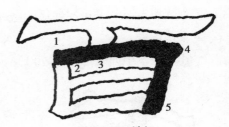

图6-22 横折

3. 曲折

①用逆锋法。

②折锋，转笔外拓。

③顿折，内拓。

④折锋，转笔右下。

⑤折锋，提笔收锋（图6-23）。

4. 断笔折

它是指折画在折处断笔，另起笔下行。例如"言"字，先写横，后写竖。用笔内含，势圆（图6-24）。

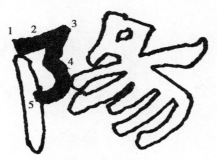

图6-23 曲折

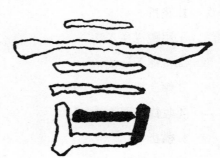

图6-24 断笔折

（九）转

转笔写法与折笔相似。如"先"字，转笔是先做竖，再稍驻换向右引（图6-25）。要注意必须中锋行笔，这样换笔时可自然换向。

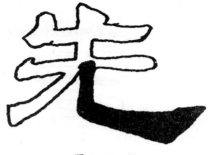

图 6-25 转

三、隶书结构特点

隶书字形扁方，工整端庄，字取横式，左右分展。它是处于篆、楷之间的书体，但从造型上看又与两者有明显的区别，主要表现在：第一，隶书的波磔产生于篆书的平画，因此左右舒展成横势，字形扁方而不取篆书的纵势。与篆书相比，字形产生变化（图6-26）。第二，隶书落笔是逆入平出，而楷书是隶书用笔的进一步发展而采取倒入取势。所以，隶书要写得平画如水，楷书的横则左低右高略有斜势（图6-27）。

隶书的具体特点主要体现在以下几方面：

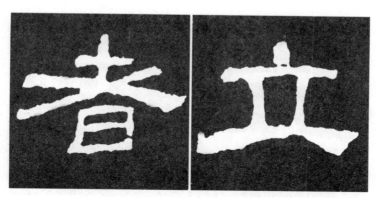

图 6-26 隶书字形扁方

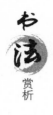

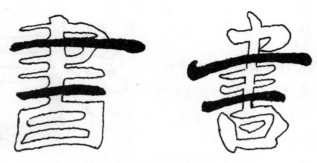

图 6-27　隶书横画与楷书横画

（一）突出主笔

隶书与篆、楷相比，最大的特点就是突出波画，出现"蚕头雁尾"；或突出撇捺，也以波磔形式向左右伸展，使隶书在造型上呈扁方状，取横势。这样，波横或撇捺就成为隶书的主笔，尤其突出，而其他笔画则相对收敛成配角。当然，最突出的主笔在一个字中只有一个，即所谓的"雁不双飞"。这就要求要认真处理波横和撇捺的关系、波横和短横的关系，主次分明，收放自如，才能体现隶书浓厚而高古的艺术特征。

如"主"字，上点和两横收敛，底横为波横突出；"吏"字的上横和撇捺既有长短之别，也有方向角度的变化，显得既协调又舒展大方（图6-28）。

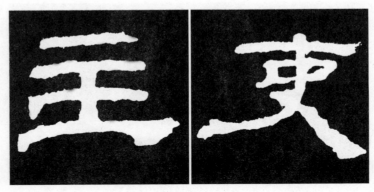

图 6-28　突出主笔

（二）因字立形

隶书多取横势，"蚕头雁尾"是其的特征，故从整体上看呈扁方状。但并非特意像写美术字似地把所有的字都写成横式。不仅在用笔上要求"避重复，求变化"，讲究"雁不双飞，蚕无二设"，在造型上也要根据每个字笔画的多少、结体的特点，顺其自然，因字立形，该扁则扁，宜长则长，一任自然。

如"书""成"二字，因"书"字横画较多，就写得长些，大些；"成"则成扁形（图 6-29）。既有长、扁之分，也有大小之别，因疏密得当，排列在一起，既协调又活泼。

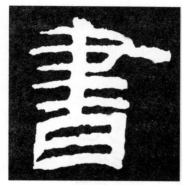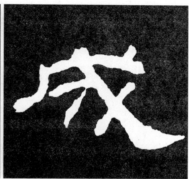

图 6-29　因字立形

一般来讲，在整篇章法的处理上，如果接连几个字都很长，就要有适当的避让、变化，将某些字写得扁些；反之，接连几个字较扁，就应适当将某些字写得长些，以求整体的活泼、平衡。

（三）偏旁独立

隶书结体不但重心稳定，还要求偏旁部首能独立存在而不欹侧，这是因为隶书是从篆书独立偏旁演变而来的缘故。

如下列"行""孔"二字，它们的每个部位都能独立存在，将它们合

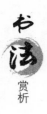

在一起就更显得稳重了，所以隶书有一种端正、厚重的韵味（图6-30）。

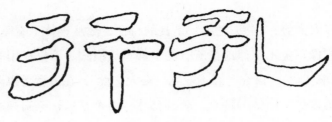

图6-30　偏旁独立

（四）相揖相让

隶书为使每个字都有不同的形态，很讲究点画的揖让。这就使一个字的不同部分因笔画繁简不同而容易出现的松散、不和谐现象得到纠正，也使得字的上下左右各部分显得更紧凑、浑然一体。

比如下图中，"功"字的右旁撇向左边以托起"工"，"温"字右边的横伸向左边，不仅字形更紧凑，也无左右轻重失调的感觉，自然得体，揖让有度（图6-31）。

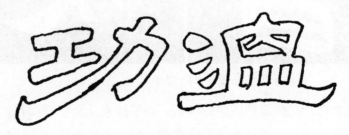

图6-31　相揖相让

（五）错落参差

隶书因"避重复，求变化"，非常讲究"雁不双飞，蚕无二设"，注意错落参差，极尽变化。

如下图中"主"字三横，只有第三横写成波画，这样二平一波，两短一长，富有变化；"家"字有三撇，长短各异，错落有致，而又不失重心（图 6-32）。

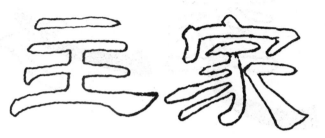

图 6-32 错落参差

（六）上密下疏

隶书呈扁方势，向左右伸展，因此上下占的空间相对较少。这一特点促使上下结构安排必须紧凑。一般上紧下松、上密下疏，尤其是写横画较多的字。这样，不仅为后写的点画留有余地，而且看上去使人感到字能站立起来，很有精神，无下坠之感（图 6-33）。

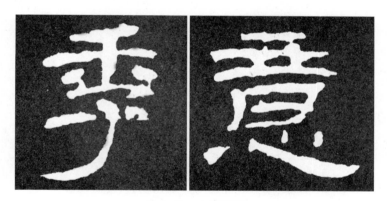

图 6-33 上密下疏

（七）左伸右展

为了体现隶书的横向体势，突出隶书"蚕头雁尾"的艺术特征，往往将一些撇、捺、钩等笔画加以艺术夸张，使之或左伸或右展，使字的形体产生灵动的态势，尽显隶书的艺术魅力（图 6-34）。

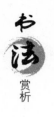

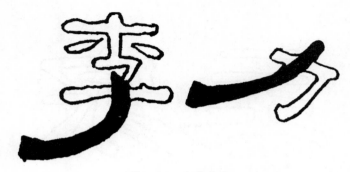

图 6-34　左伸右展

　　总之，隶书的风格与特点，因其独有的用笔和结体，显得古老雅致而富于变化，艺术性很强，高古韵味很足。隶书的笔法特征有蚕头雁尾、藏锋逆入、波磔分明、横平竖直、承续篆书中锋运笔，其点画浑厚、绵里藏针。但要注意雁不双飞，波横捺脚，蚕不二设，左右分驰，上下紧密，一波三折，不离古法。常临汉碑，便可受益。

第二节 篆书

篆书是汉字之"祖"、书体之"源"。其他如隶、楷、行、草等种种书体均是由篆书繁衍派生出来的。篆书的种类较多，基本可分为三大类，即甲骨文、大篆和小篆。

小篆的笔法圆转平正，笔画圆起圆收，线条粗细相近，字形修长，结体匀称平衡，成章则显得十分整齐规矩，故被称为"玉箸"篆，即是说其线条如玉质筷子一样圆润。

篆书于今的实用价值与楷书、行书几乎无法相比，但它却是文字的起源。学习写篆书，可更深入了解到文字及书法艺术的产生与演变过程，增进古文字学知识。特别是篆书的笔法要求笔笔中锋，藏头护尾，笔力集中，线条端庄、朴茂、凝重，行笔沉着有力，可为学写其他书体的用笔练就出坚实的基本功，增强笔画的厚度和力度，免去轻佻与浮滑。若练习篆刻，则更必须首先要写好篆书。因此，了解和学习篆书，对于写好其他书体有一定裨益。

对于初学篆书者，从小篆入手最为适宜。因为小篆线条均衡，结构规范，造型平稳，有规可循。鉴于此，这里主要讲述小篆的笔法与结构书写特征。

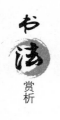

一、篆书用笔特点

篆书用笔的最大特征就是圆，即圆润、圆转。应该说，"圆"是篆书最主要的审美特征。其用笔的起收以圆笔为主，线条也以圆转居多，藏头护尾，圆起圆收。正如孙过庭《书谱》所言：篆尚婉而通。所谓婉，即婉转、婉曲；所谓通，即圆通、贯通。而且篆书在圆转中又讲求劲直，即笔势内抳，线画均匀，力集聚而凝重，笔画尽显浑厚沉穆之态。

（一）中锋用笔，粗细均匀

篆书用笔以中锋为主，其运笔方法采用逆锋起笔。行笔要不偏不侧、沉稳中正，收笔时先顿笔之后再回锋收笔，动作自然，提按适度，使线条的首尾乃至边缘皆成圆状。一般来说，起收笔处务必沉稳，行笔舒缓，用力趋于均衡，提按的幅度变化较小，以使线条粗细均匀、厚重凝练，似森森古柏之坚劲（图6-35）。

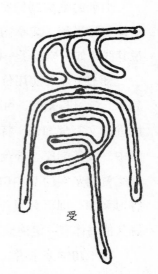

受

图6-35 篆书用笔特点（1）

（二）藏头护尾，圆起圆收

篆书的笔画示人以圆润、婉转、贯通之感，笔锋内敛而不外露，含蓄而不张扬。这一特点集中表现在它的起笔与收笔方面，即运用了藏头护尾、圆起圆收的笔法。

所谓藏头，即逆锋起笔，不使锋芒外露，不出现尖锋或方折形状，而将尖锋掩藏于线条之内，使得起笔圆浑含蓄、丰满强劲。所谓护尾，即收笔时讲求稳健回锋，不减力，不外拓，力聚画中，其圆润与起笔同形。篆书的这种藏头护尾笔法造成了其圆起圆收的特征。

唐代颜真卿的楷书笔画雄健，结体宽博，气势磅礴，在中国书史上独树一帜。而"颜体"楷书的起收笔多为藏头护尾，圆浑厚重，主要是吸取和运用了篆书的笔法。故篆书的藏头护尾、圆起圆收为隶书和楷书的起收笔法奠定了坚实的基础（图6-36）。

（三）圆转过渡，衔接光滑

"圆"是篆书最主要的审美特征。当笔画与笔画衔接时，篆书采用圆转过渡，不仅笔圆而且势也圆，婉通柔韧，但能于圆曲之中充盈着劲直之力，圆得有精神，圆得雄健，体现出曲中寓直、直曲相渗、自然过渡之美。衔接处光滑圆润，虽有些圈线需几笔拼接写成，但衔接得不露痕迹，天衣无缝，婉转而通达，流贯而畅通（图6-37）。

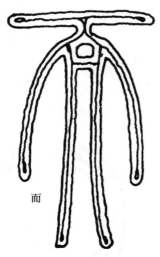

图6-36　篆书用笔特点（2）

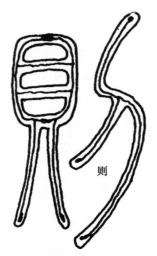

图6-37　篆书用笔特点（3）

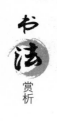

二、篆书笔画写法

篆书的笔画相对其他书体来说比较简单，种类也较少，主要有横画、竖画、弧画等。只有正确地掌握各种笔画的用笔方法，才能写出规范的线条来。

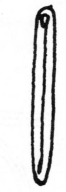

（一）横画

图 6-38　篆书横画

篆书的横画线条平稳，粗细均衡，首尾圆浑，形同壮士手中的铁棍，坚实而劲直。其运笔方法为：逆入回锋起笔，再提笔，中锋舒缓运行，至末端先顿笔，之后即顺势回锋收笔（图 6-38）。

（二）竖画

篆书的竖画挺拔劲健，如擎天柱一般，坚不可摧，可对整个字起到支撑和确定重心的作用。其运笔方法为：笔尖触纸，自下而上逆锋徐徐上引，略顿笔后再转笔涩笔向下运行，柔中带刚，收笔时略顿后向上藏锋收束（图 6-39）。

图 6-39　篆书竖画

（三）弧画

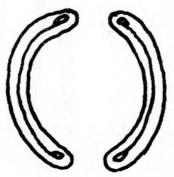

篆书中的弧画较多，即行笔略带曲线。要写好弧画，把握弧弯的大小是关键所在，过大则显得疲弱无力，过小又流于生硬呆板。因此，适度地控制好弧弯，才能使线条刚柔相济（图 6-40）。

图 6-40　篆书弧画

三、篆书结构特点

篆书的结构总体来说是比较整齐严谨的。这方面的表现，小篆最富有代表性，可以说小篆的结构已成为了公式化的格局，形成了一种固定的模式，因而更有规可循，有矩可依。

（一）形体修长

通过比较印证，小篆的外形属于长方形，而大篆金文近方近圆均有。小篆没有撇、捺、钩的笔画，只有直线或弧线。观察小篆的整体造型，给人以修长秀美之感。书写时要做到横画短，竖画长，但长与短须匀称，不可过分夸张。若比例失调，将字形写得太瘦长，则无美感可言。因此，确定整体造型的修长之后，对各类部件间的关系要处理得当，比例合理，搭配均衡（图6-41）。

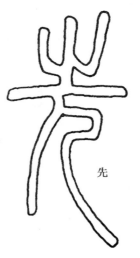

先

图 6-41 形体修长

（二）上密下疏

上下结构的字，无论是上宽下窄，还是上窄下宽，上部件都要安排得紧凑集中，下部件则应疏松开朗，形成上紧下松之势，以显出体态修长、亭亭玉立之姿。组合时，上部诸笔画当紧而短，下部则松而长，一紧一松，一收一放，疏密相间，松紧适度（图6-42）。

（三）左右平衡

左右结构的字，两边要顾盼照应。左宽则右让左，右宽则左让右。

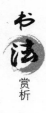

左长右短须右倚左，左短右长则应左附右。若宽窄相近，可平分秋色。小篆对左右结构的字很讲究平衡对称，主次分明，且又能将左右两部件融为一个协调统一的整体（图6-43）。

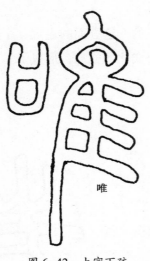

唯

图6-42　上密下疏

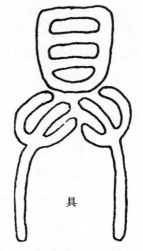

具

图6-43　左右平衡

第七章

书法创作与赏析

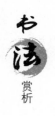

第一节　从中医家的书法论中和之美

　　书法以汉字为前提，书法艺术的创作者借此可表达各自的情感。中医是中国的传统医学，特别重视身体的中正平衡，以辨证施治、全息理念调养人体健康，可谓博大精深。然书法与中医均讲"整体"谐调，可谓两者同运一气。

　　中医讲究中正平衡，正如其理论基础阴阳五行学说所体现的一样。白天黑夜、阴阳平衡这是自然规律，五行中的水、木、金、火、土，又反映了大自然的五类属性。这五类属性在生克制衡中共生共长，向前发展。大自然就在这制衡中产生生命的勃勃生机。阴阳五行学说发现和阐明了自然的规律和属性，这是中国传统文化的智慧。

　　"阴阳五行"学说的思想表现了极为丰富及生动的朴素辩证法。这种思想无不渗透到中国文化的各个方面，书法同样不能例外。受此影响，书法艺术中也处处可见辩证法，如：黑与白，大与小，虚与实，浓与淡，刚与柔，顺与逆，向与背，欹与正，方与圆，粗与细，枯与润，呼与应，疏与密，巧与拙等，这些均要求书法创作者在具体实践中锤炼调整，达到平衡和谐。在创作中处理好各种辩证关系，书法作品才会生动美妙，才拥有丰富的艺术语言及深刻的内涵。

　　"中和"一词，最早出现在《礼记·中庸》："喜怒哀乐之未发，谓之中。发而皆中节，谓之和。""致中和，天地位焉，万物育焉。"这里"致"为达到，"致中和"三字意为人的道德修养达到不偏不倚、不走极端、非常和谐的境界，这既是中国古人先贤所要求的修为境界，也是古人认为中国文化整体、全息的天地人一体的美的理念。天人感应，导之以中和之气。中医学说同样贯穿着这一天人感应、整体辨证施治的理念，并认为阴阳平衡的中和之气布于人体，则身体健康。中医家通常以毛笔开方，很多人写得一手好字。

一、傅山

　　傅山在医学上有着巨大的成就，内、妇、儿、外诸科均擅，其中尤以妇科为最。其医著《傅青主女科》《青囊秘诀》至今流传于世，造福于人。傅山极重医德，对病人不论贫富，一视同仁。对于那些前来求医的阔佬或名声不好的官吏，则婉辞谢绝，对此他解释："好人害好病，自有好医与好药，高爽者不能治；胡人害胡病，自有胡医与胡药，正经者不能治。"可见傅山是位充满情感，然理智极为坚定的人。

　　由于时代的局限，我们暂不论他的浓厚封建正统思想，而就他的"富贵不能淫，贫贱不能移，威武不能屈"的气节品格，是毫不愧对"志士仁人"的评价的。同样，他的这种鲜明的个性特点亦深刻影响并渗透到了他的书法艺术中，故他冷静理智看待时风，提出"四宁四毋"的书法创作理念。我们来看傅山的作品（图7-1），虽为小字，但疏密有致，小中见大，可谓字小气象大，一派中正之气。章法布局节奏分明，在行草书之间夹杂着拙朴气息的楷书点画，仿佛音乐中的慢节奏，和谐于整个画面，使得整幅书法作品阴阳之气平和流动，动静相宜，产生对比美感。这体现出傅山作为一个具有中医文化底蕴的艺术家的过人学识，对整个艺术创作过程的精妙把握，其中艺术语言的丰富性也彰显其学问的博大精深。其作品细看继承颜体气脉，但却显示傅山自己的气格。

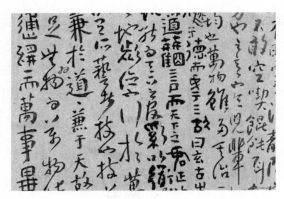

图 7-1　傅山作品

　　傅山的《千字文》（图 7-2），虽为册页，但仍显大字气象。开首"天地"两字连写，显示天地一气的浑圆广大的气势，点明整幅作品的主体气韵和气格。日月牵丝相连以呼应"天地"，妙哉！傅山不愧为大医大书家之妙笔，开篇则出手不凡，以应唐·孙过庭《书谱·序》所曰："一点成一字之规，一字乃终篇之准……"如此则良好气息可贯通全篇，以引观者赏心悦目，移视下页不断观读。

　　傅山小楷《心经》（图 7-3）显示出傅山中正中和之本色。字为楷

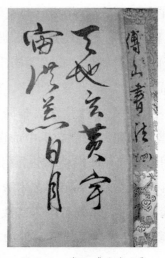

图 7-2　傅山《千字文》

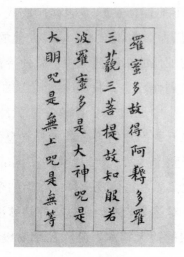

图 7-3　傅山小楷《心经》

书，但显古意，字距行距章法疏朗，显空灵通透，一派中和之气。此作显素朴静态的空灵美。

　　傅山草书斗方（图7-4），虽为草书，但线条稳实有力，不飘浮，有王献之《鸭头丸帖》神韵，兼颜书外拓笔法。整篇章法似行云流水，一气呵成，通体一气。右上与左下渐密，中间大块疏通，幅中留白以流通全篇，美哉！这是傅山的又一书法杰作。

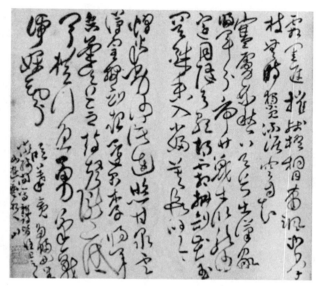

图 7-4　傅山草书

　　综观傅山书法艺术，作为一个大医和大书法家，其作品从形式上看风貌各异，既体现傅山学养修为之深，也反映其中和之美。

二、秦伯未

　　名医秦伯未（1901—1970），名之济，号谦斋，原上海陈行乡（今闵行区陈行镇）颛桥人，出生儒医世家，为宋代词人秦观的第27世孙。祖父秦笛樵，工诗词古文，兼研究医学。父锡祺、伯父锡田均精医通儒。伯未出此门庭，耳濡目染，幼年即好读经书，凡经史子集、诸家医典、诗词歌赋、琴棋书画，皆无所不涉。早年即加入柳亚子创立的南社，其诗律之细，构思之速，常为人所称道，有"南社题名最少年"之誉。

秦伯未除编著大量医书（仅《上海县志》中载就有50余种之多）外，还著有《秦伯未诗》《谦斋诗词集》等诗词集。秦伯未15岁即开始写诗，《秦伯未诗》是他在30岁时出版的第一部诗词集。他在该集中写了自序，概述自己的诗情词趣及诗风流变。

秦伯未的诗也有吟咏家乡上海景物的，如"三月俞塘春水生，春风吹起浪花轻。乡居不识鸳鸯鸟，日日滩头打鸭行"（《北桥竹枝词》三首之一），清丽流畅，情景交融，堪称佳作。

秦伯未还擅长书画，书法魏碑，似赵子谦、杨见山，行笔工整，蝇头小楷亦浑匀流丽。在他的书画扇面作品上可看出小作品大格局的气韵来（图7-5）。虽为小字，但用笔讲究，用锋极精妙，点画对比强烈，可看到如绵裹铁的神采面貌。字形在方正中

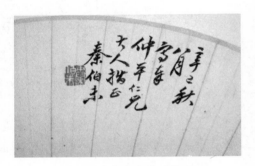

图7-5　秦伯未扇面作品

有变通意趣，集赵子谦之笔意，融杨见山之金石气、线条于一体，字形近魏碑汉隶，方正中见宽博，高古而拙朴，节奏爽朗。

在他所开出的处方字迹中也可见其书法面貌。用笔厚重，讲究中锋用笔，亦能中侧锋兼用或以侧转中，极能驾驭锋毫，深谙用笔之妙。点画坚定有力，气引魏碑神韵，显示骨法用笔，可谓"强其筋骨"而精神自见。说明秦伯未不仅医术过人，兼通经学诗词，在书法艺术上也是深谙笔法要诀的。他可谓是医儒贯通，且融艺术于生活的大医家。

三、程门雪

程门雪（1902—1972），又名振辉，字九如，号壶公等，出生于安徽婺源（今属江西省上饶市）的一个富裕人家，他的父亲是当地有名的宿儒。幼时，父亲延聘饱学之士来教他四书五经、诗词赋曲，使程门雪从小就有了深厚的传统文化根底，为他日后在中医学术上的成就奠定了扎实的基础。

程门雪的医学启蒙老师是当时在上海行医的汪莲石。汪莲石学宗《伤寒论》，服膺于舒驰远《新增伤寒集注》，临证善用经方，用药偏于辛燥。汪莲石悬壶沪上，声誉隆盛，当时许多名医如恽铁樵、丁甘仁等都曾就教于其门下。程门雪初入医门，以他聪慧颖悟的秉性得到老师的青睐和心传。他尤其对伤寒证治有深刻体验，从而形成了他行医初期用药迅猛慓悍、大刀阔斧的风格。

1954年，程门雪出任上海市第十一人民医院中医科主任。1956年，上海中医学院创建，程门雪任该院首任院长。他又先后任上海中医学会主任委员、上海市卫生局顾问等职，并当选为第二、第三届全国人大代表。

前文说过，程门雪饱学四书五经、诗词曲赋，其书画艺术造诣也颇高。尤其是书法，其艺术语言很是丰富。观其书法作品，或为具汉碑遗韵的隶书体（图7-6），用笔敦厚、高古，可见其书法功力之深厚。他为一些古字画作鉴定后，以隶书体作款识，可谓以古字配古画，一举两得，自然成趣，颇具意味。亦时常见他将隶书体配于自己的国画作品。他的扇面墨兰（图7-7）在构图上，兰叶当风，飘摇妩媚，而隶书体分成两组落款，应和于长短兰叶，形成参差共舞的画面，古朴而浪漫，可谓精美之至。

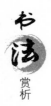

吾藏坡小書得西虞帖荔子丹館黄州詩和林詩等精品已驚目呆復喜意某詩母浓以生陶氣僧於至別數十家本曾於寅於晚本颢萠勒原藏家印本也古香襲讀時覧宣興不少而清信全部澤昔人為蘇本不能回得力君知求藍本火懷初精極紙墨求古雖書硯火保朝子丹佳黄爛跌紙余實蘇書凱乃以古學出評賞甚勤如此答等心岫過眼雲烟氏對节董能無愧旄熟郎為蘇本確能先增加得聚心當為沉孰節本甚荔子母勤如此答卷歸記敷学惠也書硬寅明霊

图 7-6　程门雪隶书作品

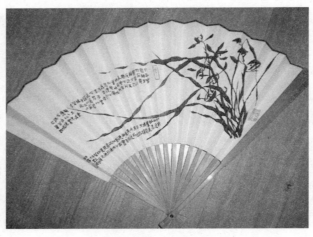

图 7-7　程门雪扇面作品

程门雪的中医处方通常用行书体书写，或有米芾笔意之爽（图7-8），或有明人唐伯虎之雅韵，但多为苏东坡之沉雄和颜真卿之浑厚气格（图7-9）。

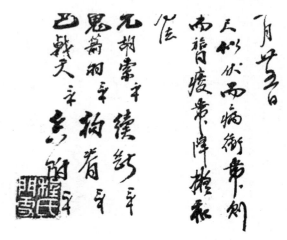

图7-8　程门雪处方（1）

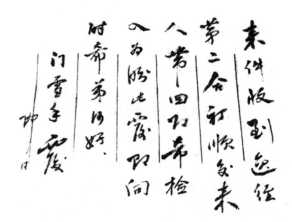

图7-9　程门雪处方（2）

其有些作品行书体运章草气（图7-10），或有二王韵致（图7-11），一任自然，让人叹服程门雪的才气修为之高。

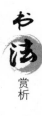

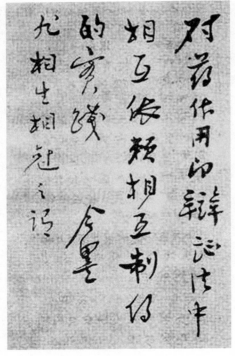

图 7-10　程门雪行书作品（1）　　　　图 7-11　程门雪行书作品（2）

四、严苍山

　　严苍山（1898—1968），名云，浙江宁海人。家学渊源，幼受庭训，从祖父志韶学习中医。后就读于上海中医专门学校，师承丁甘仁，与程门雪、黄文东为同窗挚友。毕业后主持上海四明医院医务，开展急性热病的中医治疗。抗日战争期间，任上海仁济善堂董事，负责难民收容所的医疗工作。曾受左翼作家柔石延请为鲁迅治病。新中国成立后，组织卢湾区第二联合诊所，兼任上海市中医文献馆馆员、上海市卫生工作者协会执行委员、上海中医学会常务委员兼秘书长。曾当选为上海市第五届政协委员。

严苍山熟谙《内经》《伤寒论》《千金方》等古典医学文献，擅治急症、重症，于急性外感温热病尤为擅长，所创疫痉（脑膜炎）"三护一防"（护脑、护津、护肠、早防）防治法颇具疗效。治内伤杂病以调理为主，常用北沙参，时有"严北沙"之称。自拟新方治疗慢性肝病、慢性肠炎、风湿性关节炎等病有独到之处。

严苍山作为一代名医，禀性儒雅，又擅诗文，精书法，能绘画。他认为，医者涉猎宜广，最好通些琴、棋、书、画，可以提高修养，从中获得悟性，对做学问大有帮助。青年时期，他曾跟随清代翰林章一山先生学习，在诗、书方面深受其熏陶。与医界同道秦伯未、章次公、程门雪等常赋诗联句，相互赠送唱和。

诗文之外，严苍山在书画艺术方面也造诣精深。他精研孙过庭的《书谱》，一向为医界所称道。他的书法在飘逸中见沉着，婀娜中显刚健，无论寻常药方小字还是书法作品，皆显隽永洒脱，别具韵致。他还擅长画花卉，与著名艺术家王个簃、唐云、应野平等过从甚密。他与中国画坛泰斗、前浙江美术学院院长潘天寿情同手足。潘先生每来上海，必到严家下榻，二人常常长夜叙话，终生酬为知己。幼年时曾用功临摹《芥子园画谱》，于梅、兰、竹、菊颇具功力。平时作画不多，然兴至下笔，清劲傲岸，神趣过人，毫不逊色于专家笔墨，常得到潘天寿、王个簃、唐云等名家的好评。他用毛笔书写的病案也是精美的书法作品。

严苍山《十二月十七日》病案（图 7-12）以小草体行笔，"十二月十七日"用笔由静渐动，显韵律节奏。而"兹予健脾"由小渐大，为整篇醒目主题，且四字旁留白对比，形成视觉主题，章法疏朗。虽为病例，却气韵空阔，呈"无意于佳仍佳"的视觉美感。

严苍山《十二月十九日》病案（图 7-13），"十二月"三字展开点画，行笔稳正，线条厚实劲健。"十九日"三字形渐收小。"十九"二字连写，故"十九日"三字显灵动。两个十字一大一小，变化有度。"枇杷""甘

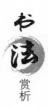
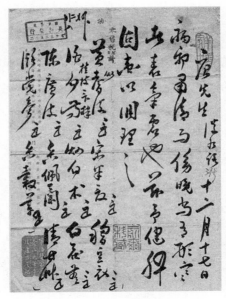

图 7-12　严苍山所写病案（1）

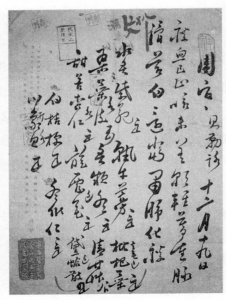

图 7-13　严苍山所写病案（2）

草"一断一连，字形横阔，有东坡体遗韵，古意盎然。线条如绵裹铁，显刚柔一体的美韵。整篇章法先疏后密，上疏下密，右疏左密，从空灵到绵密，一任自然，呈渐变韵律之美。

　　严苍山《九月十三》病案（图7-14），整篇用笔畅达一气。"脉浮数"三字流美。"脉浮"二字牵丝引带，"数"字左右连笔一气，有王羲之《十七帖》神韵，说明书家曾用功于多种古人法帖。"风邪"二字疏朗展放而显飘逸。"疏解"二字收敛

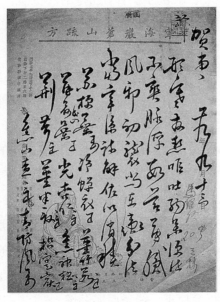

图 7-14　严苍山所写病案（3）

内气。二字均为左右结构。"疏"字似分似合，牵丝相连。"解"字点画翻笔回旋，左右紧合，似元气固本，补病者虚体，可谓字显正气，视者悦目，善哉！通观大医严苍山先生墨迹，皆中和之气导引其间，却很少有书法专家去了解、研究，是为一憾，因此我们在此敬仰一论，说明大医之学养精深，亦显书法与中医同运中和之气。许多当代画家画厚字薄，当深思回本。当代中医亦应重书，然了无几人。

严苍山的弟子潘华信教授得苍山先生正脉，也写得一手好书法。潘华信先生所书之病案（图7-15），字小但笔笔浑厚，劲健闲适，字形结构阴阳疏密对比强烈，有杨凝式的空阔神韵，但点画高古，出自汉魏碑刻而显坚定之美。整篇章法似接"大王"《十七帖》之意而运自家气息，疏朗中和。墨色浓淡分布如倪云林山水画之散淡气格之美，显学者型书家之功力和修为。

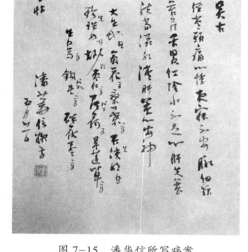

图 7-15 潘华信所写病案

艺术作品怎样体现形与意合，这不仅是艺术家的创作课题，也需要艺术家融入生活，将生活中的美融入个人修养，并通过作品呈现，这便是"致中和"气象美的价值所在。由内而外，发自肺腑。这样的美有血有肉，自然注入中和之气。故中和之气不是表面的不偏不倚，静气行中，而是在整体气运的动态中求得辩证和谐的美。故中和之气的美，需要艺术家不断在艺术生活中修炼方可得！

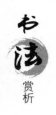

第二节　古代中医方案尺牍赏析

中医文化的脉络与中国汉字书法合运一气，传承至今，这在中医方案尺牍书法作品上可以体现。书法的美从来都为诸多美学理论家所论述，不管是内涵精神的美，还是书法形象的美。此处，我们对方案尺牍书法作品进行解读，将最具有人文精神的中医药学与书法艺术联系起来。站在中医的视角，可以说，把书法视为中医方案的一件由华丽绸缎制成的"白大褂"亦未尝不可。而站在书法的视角，则更有博大精深的中国文化包括中医药文化作为元气脉络，来体现书法的内涵、意象、美感、境界。

这里我们介绍几张古代有名的书法方案作品，作品内容大多反映中医信息，且是书法艺术史上的经典作品。

1. 陆机《平复帖》

此帖以秃笔枯锋为之，笔随势转，平淡简约，奇崛而古质，评者云"非中古人所能下笔"。结构上随意洒脱，表现出一种轻松自如、信手拈来的自由状态。通篇是章草书体，古意盎然，散发着古朴、淳厚、深沉、凝重的气息。陆机着秦、汉、三国时古厚书风的熏染，用笔以按为多，轻提为主，点画线条大都粗细相近，浑圆一气，没有那种飘逸的挥洒。造型以包含、收束为主，点画饱满，如同花蕾正欲展开而又收合之态。在陆机笔下，草书还未成为大起大合的形式，书家凝神于个体的单字，务求书写成形，没有尽情挥洒连绵而下，显出含蓄蕴藉之美，可谓君子藏器，含而不露。（图 7-16）

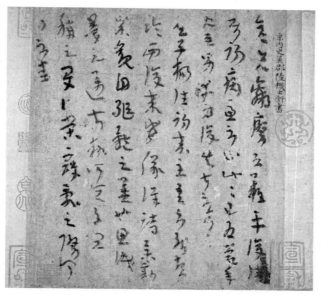

图 7-16　陆机《平复帖》

　　清代安岐《墨缘汇观》评价："相传平原精于章草，然此帖大非章草，运笔犹存篆法。"清代杨守敬说《平复帖》："系秃颖劲毫所书，无一笔姿媚气，亦无一笔粗犷气，所以为高。"

　　总之，《平复帖》书法风貌以古朴为基调，书风不趋华美，然用锋内敛深藏，结构散脱随意，不作书法绮丽技巧的夸饰，显示君子中和气格之美。

2. 王献之《鸭头丸》

　　此帖系唐代摹本，行草书 2 行 15 字，内容为王献之写给亲朋的短札，内容为："鸭头丸，故不佳。明当必集，当与君相见。"此帖是写在绢上的一件优秀草书作品，现藏于上海博物馆。

　　这幅作品运笔非常熟练，笔画劲利灵动，风神散逸，主要有以下一些特征：笔锋入纸灵巧而又变化多姿，方笔、圆笔、侧锋、藏锋都有，如"鸭""当"两字起笔处是顺着笔锋直接入笔，"故"字起笔是侧锋，"头""不"等字与上一字相连，所以是逆锋起笔，但也有以顿笔和藏锋起笔的，如"明""君"等字。字与字之间气脉贯通，连中有断，如第一

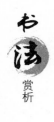

行"明当必"、第二行的"集当与"，笔画连绵；而"佳"与"明"、"与"与"君"之间重新起笔，调整笔锋，但暗中还是有呼应。断连结合使整幅字有疏有密，空白灵活。帖中的十多个字曲直结合，横竖较直，有刚劲之美；又有圆转外拓的曲笔，有遒婉之美。用墨巧妙自然，墨色有枯有润，变化丰富。章法上行距很宽，显得萧散疏朗。此帖堪称一幅不拘法则而又无处不存在法则，妩媚秀丽而又散朗洒脱的草书精品。（图 7-17）

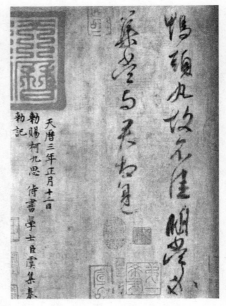

图 7-17　王献之《鸭头丸帖》

　　王献之《鸭头丸帖》行笔流畅舒展，结体妍美质朴，笔迹转折清晰、起落分明、气脉相连，系王献之"极草纵之致"，变通古法，于神驰之际寄兴于万象、潜心于笔端而真趣流露的书法杰作。

3. 王献之《新妇地黄汤帖》

　　东晋王献之《地黄汤帖》，又名《新妇帖》，纵 25.3 厘米，横 24.0 厘米，系王献之的草书作品，现存墨迹是唐人摹本，晚清时期流入日本，现藏于日本东京书道博物馆。此帖在《淳化阁帖》《大观帖》《三希堂法帖》《筠清馆法帖》等历代著名丛帖中多有摹刻，受到广大学书者的重视。地黄汤乃一中医方剂。

　　此帖有如下特征：用笔外拓，笔画圆腴而纵逸。整幅字富有节奏感，开头"新妇"两个字为行书体，刚落笔速度较慢，写得凝重端稳，"服"字以后逐渐放开，到第二行用笔已经很疏朗洒脱，笔画连绵宛曲，提按自然，轻重变化，充满韵律感。墨色浓淡、枯润相间，全帖散朗舒展。整篇

216

书风柔韧兼备，沉着轩昂，一气呵成。（图 7-18）

王献之的遗墨保存很少，故只能从碑帖拓本中见其书艺。《宣和书谱》曾著录献之遗作近 90 件，而王羲之则有 243 件法书为宣和内府所藏，可见当时献之传世之作就已比其父少得多。而且，"二王"墨迹均有真伪之争。沈尹默

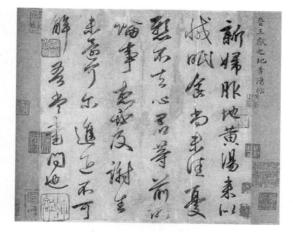

图 7-18　王献之《新妇地黄汤帖》

曾谈道："献之遗墨，比羲之更少，我所见可信的，只有《送梨帖》摹本和《鸭头丸帖》。此外若《中秋帖》《东山帖》，则是米（芾）临。世传《地黄汤帖》墨迹，也是后人临仿，颇得子敬意趣，惟未遒丽……"《大观帖》中见其字貌，"体多媚趣，妍润圆腴"，原珍藏于宋内府，高宗赵构题签。

4. 王献之《送梨帖》

此帖 2 行 11 字，草书，内容为："今送梨三百，晚雪，殊不能佳。"

此帖不像《中秋帖》《鹅群帖》那样字与字之间多有连笔，仅"殊不"二字连绵，其余虽字字独立，但又笔意贯通，从"今"字起笔而一贯到底，折、搭承接有序，形断意连。如"今"字的收笔为出锋向左下，"送"字的起笔为搭锋顺入，以承上字。以下的"梨"与"三"，"能"与"佳"等字之间也用同法承接。笔画尽管收笔分明，但气势却如山泉出谷，奔腾倾泻不可遏止。从整体章法看，字或大或小，字距或宽或窄，寥寥十一个字呈现出散淡疏朗空灵之美，让人有很多解读空间。此帖笔法变化较多，"雪""不能佳"等字如金蛇飞舞，用的是王羲之的内擫法，而"百""晚""殊"等字又转用王献之自己的外拓法，点画线条滋润饱满。（图 7-19）

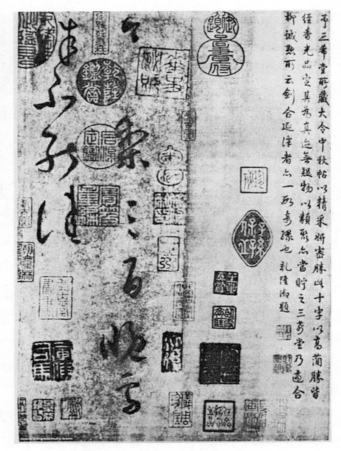

图 7-19　王献之《送梨帖》

5. 张旭《肚痛帖》

此帖内容为：忽肚痛不可堪，不知是冷热所？致欲服大黄汤，冷热俱有益，如何为计，非冷哉！

张旭的《肚疼帖》是他存世的代表作，字虽不多，但足见功力。运笔抑扬顿挫，起收有度；笔法分明，轻重有别；字间牵丝连带，又干净利落；点线优美，圆润流畅；字势舒展奔放，但不失规矩；章法布局丝丝入扣，天趣妙成。无论从用笔、结体、章法上看，都让人舒服，给人一种畅快淋漓的视觉感受。（图 7-20）

张旭的草书用笔圆转流畅，这是由于他追求动感，运笔速度渐快的原因。在盛唐以前的草书作品中，线条的牵丝连带一般多限于字内点画之间，张旭则把连笔技巧扩大到字与字之间，往往一笔连写数字甚至一整行。

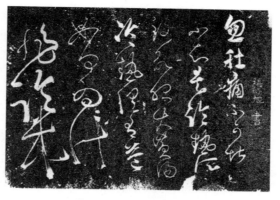

图 7-20　张旭《肚痛帖》

张旭之所以能够以狂草著称于世，除了其本人非凡的胆识外，正确的取法途径和娴熟的技巧是不可缺少的因素。这一点，是唐代人和见过其真迹较多的宋代人都承认并称赞的。从《肚痛帖》整体章法看，首尾字的大小对比强烈，书写的节奏美透出情感的韵律美，整篇作品极有画面感，让人赏心悦目！

6. 怀素《苦笋帖》

此帖内容为：苦笋及茗异常佳，乃可径来。怀素上。

怀素的《苦笋帖》在用笔上速度较快，并增加了提按对比，挥洒自如，比如帖中的"笋"与"常"，二字反差鲜明，但无论其速度变化还是轻重变化，都基本上在中锋运行的状态上，故其点画线条细处轻盈而不弱，重处厚实而不拙。再则，字形上也相应增加了外形轮廓大小对比和内部微空间疏密对比。整体来看，全文上疏下紧、上轻下重、上放下收，形成一种"两段式"的视觉节奏感，这种章法形式极显个性特色。（图 7-21）

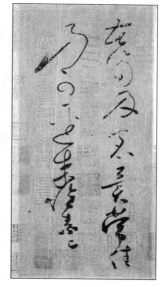

图 7-21　怀素《苦笋帖》

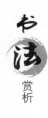

7. 蔡襄《脚气帖》

《脚气帖》是一封信札，内容为："仆自四月以来，辄得脚气发肿，入秋乃减，所以不辞北行，然于湖山佳致未忘耳。三衢蒙书，无便，不时还答，惭惕惭惕。此月四日交印，望日当行，襄又上。"

蔡襄书法大多为正楷，此帖为行草书，别开生面。其笔法精妙，行笔流畅，遒劲婉美，为蔡襄行草书佳作。《石渠宝笈初编》著录之《宋诸名家墨宝册》中，蔡书《脚气帖》为其中一幅。原迹曾刊于《故宫周刊》合订本第十六册。

蔡襄书法在其生前就已备受时人推崇，极负盛誉。最推崇蔡襄书艺的人首数苏东坡、欧阳修。苏东坡在《东坡题跋》中指出："独蔡君谟天资既高，积学深至，心手相应，变态无穷，遂为本朝第一。然行书最胜，小楷次之，草书又次之……"观蔡襄《脚气帖》，似有一缕春风拂面，充满妍丽温雅的气息，给人以温和愉悦的美感。（图 7-22）

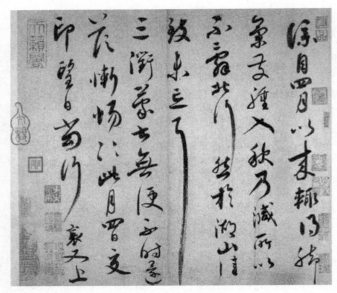

图 7-22　蔡襄《脚气帖》

第三节　书法作品创作品式简介

一、尺牍

尺牍是古人书写的工具，是一种用一定规格的木板（少数用三棱形木柱）经刻写文字后制成的书籍形式，广义的尺牍包括信札、手札、书札、手简等，狭义的尺牍为书信的代称。尺牍虽属小品，但它在中国书法艺术发展史上占有重要的基础地位。魏晋时期所留下的名帖笔迹几乎皆为尺牍。因此，解读尺牍的内容，掌握其书写的规律，对研究古代人的生活方式、行为习惯、审美情调、艺术修养，以及丰富我们的书法艺术创作形式有重要作用。

尺牍的书写形式随着时代变迁而变化，尤其是称谓的格式和最后的署款。一个时期有一个时期的特征与惯用语，要仔细辨析。如明代书札上款一般台头两字称"某某词丈""某某词坛""某某词宗"，下款署名再拜、叩首后，如有余纸都要注上"左冲""左玉""余素""谨具"等，意如现代多用的"此致敬礼"等。

尺牍创作的字体以行书为最常见，如写给长辈的信件、公函等较严肃的文本则以楷书为宜。由于写尺牍时，作者的心态非常放松，所以常常能发挥出最佳的书写水平，达到"无意于佳乃佳""不求工而工"的境界，这也是尺牍这一形制受到书家重视的最关键的原因。

信札是平时交往的书写形式，故很强调书写的随意性。书法作品书写以自然流露为上，忌做作。此外，还应遵循传统信札的约定俗成的书写格式，在书法作品创作上也称为样式或品式。（图7-23、图7-24）

手稿主要是指作者的诗、文手迹，也包括读书笔记、札记等。其尺幅一般不会太大，工拙相差也很大。由于作者在书写时主要精力集中在内容上，所以

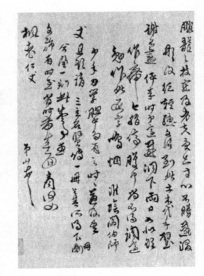

图 7-23　傅山信札

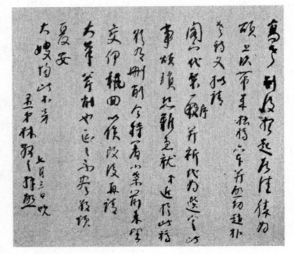

图 7-24　林散之信札

书写较为随意，这反而能充分地将功力释放出来，无造作之弊。故而，现在常有人有意识地采用手稿的形式来创作作品，以求天然的意趣。（图7-25、图7-26）

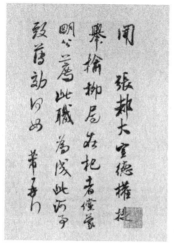

图 7-25　米芾手稿

图 7-26　弘一手稿

　　题跋是一种特殊的文体，一般是作品内容的评定和深化。题跋的内容可以不拘一格，其书体以典雅为尚，切忌狂野。（图 7-27、图 7-28）

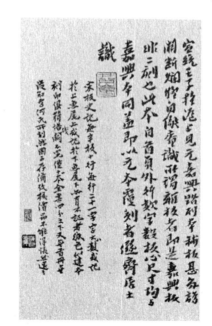

图 7-27　沈曾植题跋（1）　　图 7-28　沈曾植题跋（2）

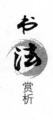

二、手卷

手卷是一种特殊的书法形式。手卷作品的形状总是横幅而不是竖幅的，高度一般在 30 ~ 50 厘米，长度至少在 2 米以上。手卷是长的横幅，因不便于悬挂，只便于人们用手边展开边观赏边卷合，所以叫"手卷"，也叫"横看"和"长卷"。

手卷的内容可以是一篇完整的文章，如《兰亭序》的唐摹本、高闲的《草书千字文》；可以是一首或一组诗词，如王铎的《行草五言律诗》；也可以是一组大画，如周昉的《簪花仕女图》、张择端的《清明上河图》。

手卷也可以由多件独立的字和画联结而成。如将王羲之的《十七帖》、陆机的《平复帖》和王珣的《伯远帖》三件法帖组成手卷，明·沈士充的《仿宋元十四家山水》长卷等。

中国书画的不少经典作品都以手卷作为表现形式。从当今拍卖市场看，手卷的价位也比其他形制要高。因为手卷是适合近距离观赏的，所以书画家在创作时都是精心制作，因而手卷多有书画家的代表作。

手卷也可以由多件各自独立的书画作品混合穿插联结而成。如通体式的手卷，从右至左，一气呵成，可以每行齐平，也可长短参差。这种形制容量较大，便于观赏和收藏，为古人常用的创作形制。（图 7-29 ~ 图 7-31）

分段式的手卷是发展到今天的一种与时俱进的变异。通过各种手段的综合运用，使手卷这个形制更具有表现力。

组合式的手卷是各种不同的块面，各种不同质地和颜色的纸张，各种不同的界格，通过一定的理念组合成一个整体。

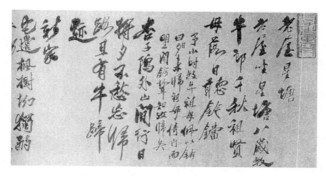

图 7-29　齐白石手卷作品（局部）

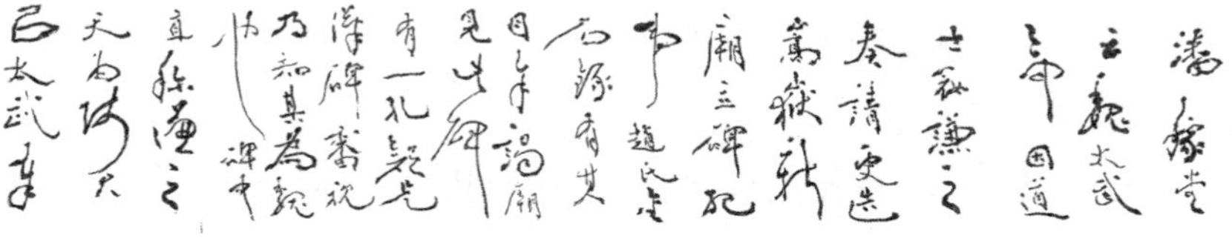

图 7-30　吴福宝手卷作品（局部）

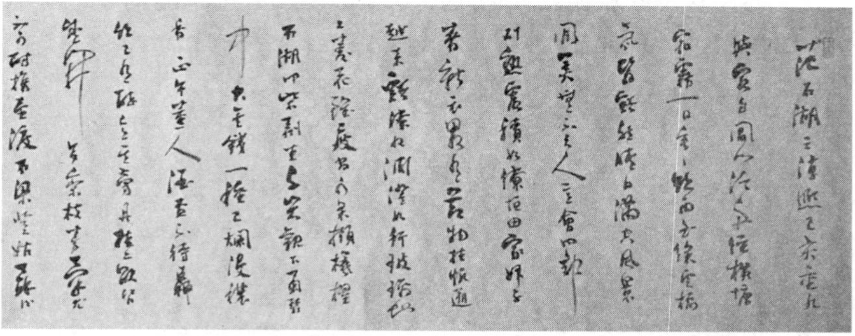

图 7-31　潘华信手卷作品（局部）

三、扇面

扇面就是扇子形状的一个面，一般有两种：折扇、团扇。扇面作为书画创作的一种形制，迥异于其他形制，其主要美感特征在精致小巧，极具变化，融艺术性和实用性为一体，受到人们的喜爱。

225

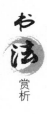

扇面因用法的不同分为两种类型：一类兼作扇用，其尺寸与实物一致。这类扇面可以装裱成条幅、屏条、镜片，或于中堂悬挂观赏，也可集合多件作品装裱成册页收藏。另一类是专为陈设观赏或展览用的，其尺寸有的超过实物数倍乃至数十倍，其内容相当于一幅大型的书画创作。

折扇由于上宽下窄，在章法处理上要错落有致，因势成形。常见的处理方式有长短式、平展式、分段式、格景式等。团扇有圆形、椭圆形和其他不规则形状。写团扇的方法有两种，其一为随形布势，将字形内容包括题款尽量写成圆形，以求协调；其二为圆中取方，将文字内容写成方块形。

一般用真、行、草作扇面多用长短行间隔式，而篆隶则以上密下空布局为常见。扇面的落款和钤印也要和正文和谐统一。

团扇的样式主要遵循四周向中心收缩的原则。常见的处理一是两侧短，中间长；二是外圆内方，文字居中。（图 7-32、图 7-33）

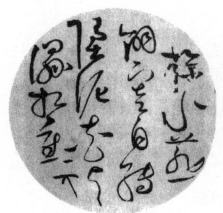 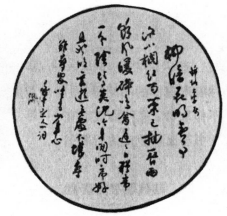

图 7-32　赵信扇面作品　　　　图 7-33　沈尹默扇面作品

折扇的样式是上宽下窄。齐平式是将文字写在折扇的顶端，一般文字较少都采用此法。落款可短可长，随机应变。（图 7-34 ~ 图 7-36）

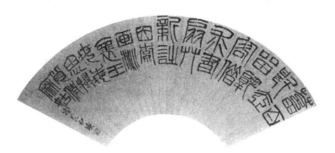

图 7-34　齐白石扇面作品

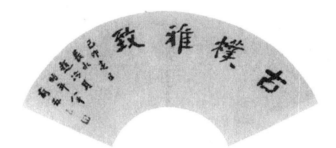

图 7-35　赵冷月扇面作品

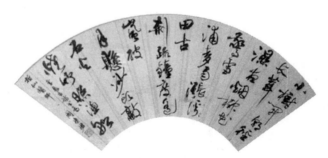

图 7-36　周慧珺扇面作品

四、册页

　　册页，一作册叶，是书画作品分页装裱成册的一种形制，也是我国古代书籍装帧传统形制中的一种。

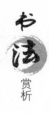

　　唐前多兴手卷，因观赏不便，自唐起有人将手卷切割后装成单页。继而因单页久翻易乱，又不易保存，遂将它装裱成册，这便产生了"册页"。它的主要作用是收藏而非张挂。

　　册页的页数均取偶数，少则四页、八页，多则十二页、十六页、二十四页等。因装裱形式的不同，册页可分为蝴蝶装、推篷装、经折装等。

　　册页的作品多系小品，过去总是将大小规格相近的作品装裱为册页，现在有现成的空白的册页供书画家们挥洒。册页的内容可以全是书法或绘画，也可以有书有画。如果一个页面一半是书法一半是绘画，应该书在左（上），画在右（下）。

　　少字样式是指字形比较大、字数相对较少的册页。这种格式一般以正体书为多（图7-37）。

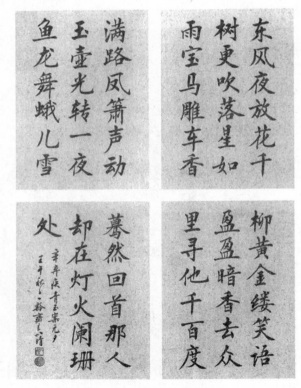

图 7-37　刘小晴册页作品

多字样式的册页文字内容较多，故以楷书和小行草为多。其难在小中见大，有书卷气。（图 7–38）

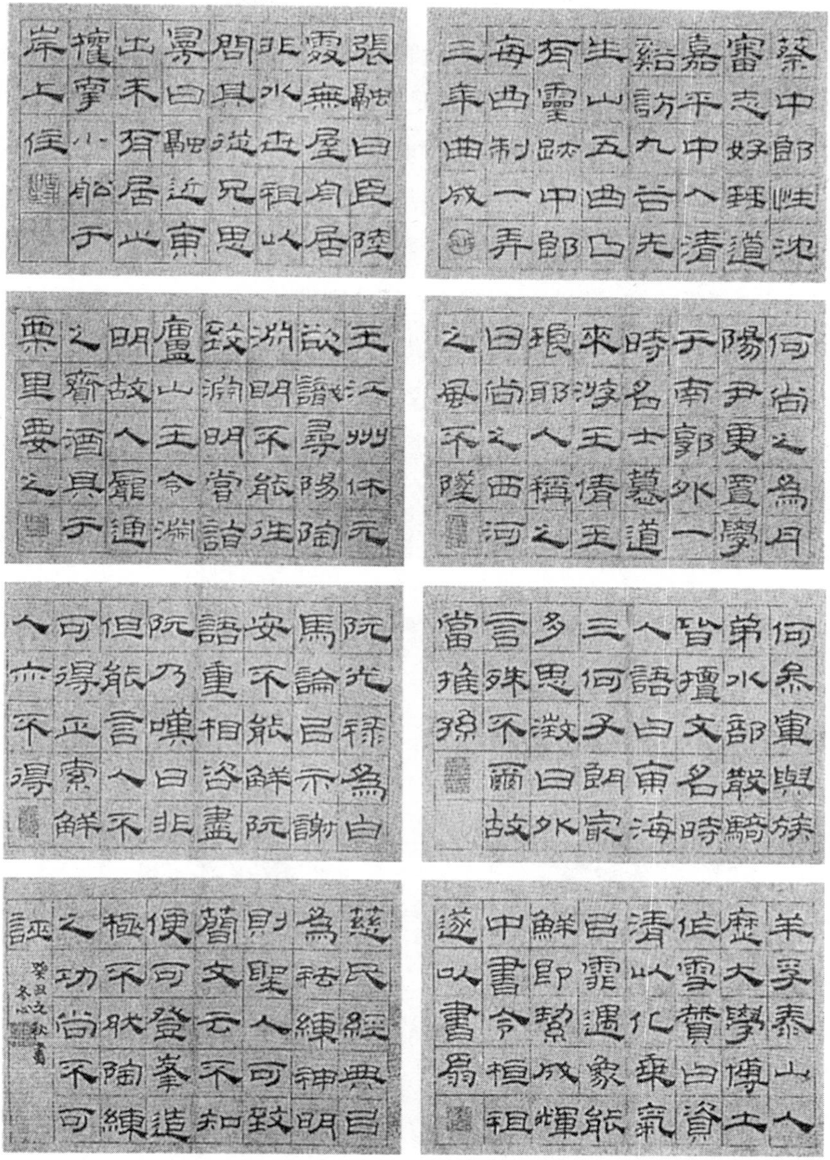

图 7–38 金农册页作品

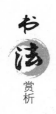

五、中堂

　　中堂作品是指高和宽的比例一般为二比一，用四尺或六尺等整张宣纸竖直书写。中堂作为书画的形制是由"帧画"演化而来，其雏形在唐代前就出现了，但直到明代才有了中堂的名称，并为书画家们广泛使用。

　　中堂和条幅一样取纵势，可用以表现较多的文字内容，气势也较宏伟。它既可单独悬挂，也可与对联相配，是书家常用的形制。中堂的书写内容可以是诗词歌赋，也可以是一般散文；字体则真、行、草、隶、篆皆可。

　　近年来，许多书家在中堂的款识章法、留白布局等方面做了可贵的探索，他们采用各种手段促使中堂这一形制有了新的发展。总之，中堂创作既要注意形式的新颖，又要考虑到人们的审美取向，做到既在程式的创作之外，又在审美的情理之中。

　　中堂的单行样式一般以大字为主。落款字多寡及位置可灵活处置。（图7-39、图7-40）

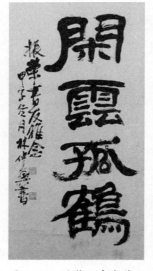 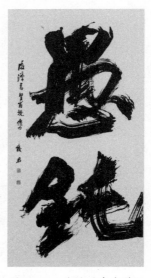

图7-39　林仲兴中堂作品　　　图7-40　徐铁君中堂作品

中堂还有分行样式。（图7-41~图7-44）

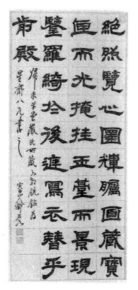

图7-41　邓石如中堂作品

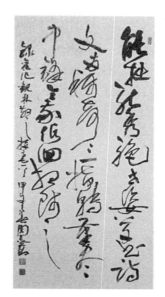

图7-42　周志高中堂作品

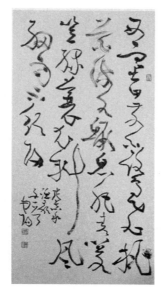

图7-43　丁申阳中堂作品

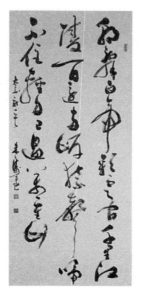

图7-44　朱涛中堂作品

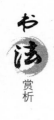

六、斗方

斗方的规格为正方形，是中堂的一半。后来不论大小，凡呈正方形的作品都归之为斗方。

斗方的书法样式是借鉴绘画的形式演变而成的。千百年来，斗方幅式不太被人重视，以至于一提起斗方，人们一下子还想不出什么代表作品来。但随着现代居室的墙面变矮变窄，斗方这一形制越来越受到人们的欢迎，在家庭装饰品中选择斗方这种形制已成为人们的审美趋向。

斗方的书写关键在创作时要注意气聚于中。由于章法上四边相等，气势上较难突出，连贯性也较难承继，故在用笔上要调动一切手段，中侧并用、藏露相同、燥润互发，因而要求作者有相当的书法功力。在款识上切忌平铺直叙，要参差变化，以收静中寓动之效。

少字样式的斗方要突出主体，强烈的视觉冲击能给人以震撼感。（图7-45、图7-46）

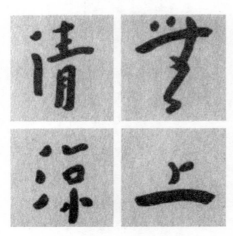

图7-45　弘一斗方作品

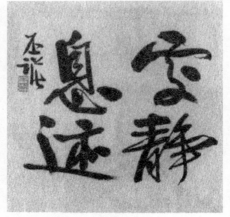

图7-46　洪丕谟斗方作品

多字样式可以有多种手段和形式的组合，其变化万千，妙在各自意运。（图7-47、图7-48）

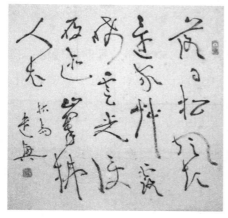

图7-47 吴福宝斗方作品

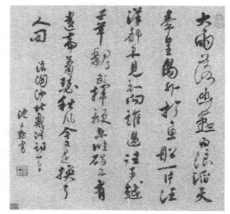

图7-48 沈尹默斗方作品

组合样式是一种不同手段和形式的组合，把握好"度"，是作品成功的关键。（图7-49）

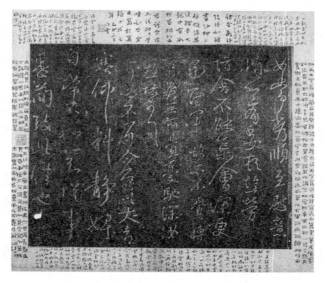

图7-49 程门雪斗方作品

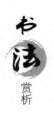

七、横幅

横幅又叫横披，其主要特点是横长于高，书写和悬挂时取横势。横幅这种形制，因悬挂较麻烦，且又占用空间，所以在展览中较少使用，但非常适合在大街上、广场上、大门前，以及现代家庭书房、客厅、会议室等场合悬挂，受到人们的青睐。

横幅尺幅可大可小，一般写条幅的纸横过来写便成横披。如将四尺以上的中堂横写，便是大横披。八尺纸写的横披称"八尺大横披"，一丈六尺纸写的横披称"丈六大横披"。

横幅的字可多可少，可大可小。小字多行的章法特别要注意纵横贯气。由于横披的行气短，有时一行只有一字，换行的频率高，前后的距离长，所以特别要留心整体气势的内在统一协调。大字榜书虽然字字独立，但更强调字与字之间的内在联系及呼应。

横幅的款识形式也有种种变化，有在正文前落款的，有在正文后落款的，有在正文下面落款的。不管如何落款，要求款识和正文浑然一体。

小字多字的横幅也可采用多种形式的组合，几个团扇组合式、手卷草稿式、加批夹注式、分段相隔式等。这些新颖的形式丰富了横披的表现手段，有心者可以一试。

单行样式以匾额和格言为常见，一般从右到左写，为符合现代人的阅读习惯，也有从左到右写的，特别要注意落款的变化。（图7-50~图7-53）

通体样式、多行样式一般都从上到下，从右到左。正文既可每行齐平，也可长短参差。落款长短及位置可应情处理。（图7-54、图7-55）

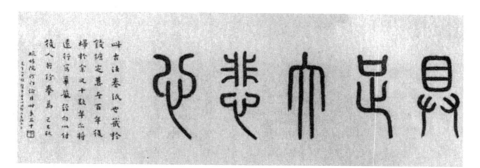

图 7-50　弘一横幅作品

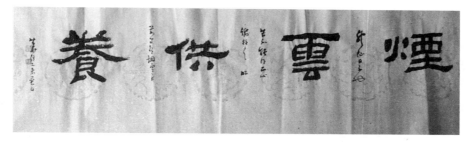

图 7-51　潘华信横幅作品

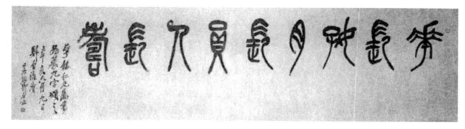

图 7-52　吴昌硕横幅作品

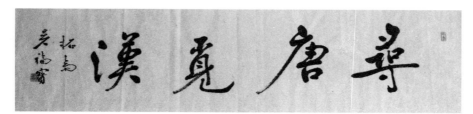

图 7-53　吴福宝横幅作品

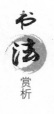
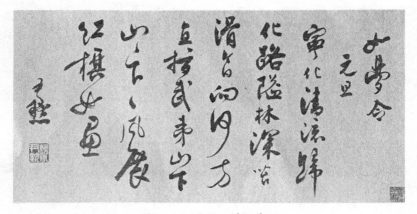

图 7-54　沈曾植横幅作品

图 7-55　沈尹默横幅作品

八、条幅

　　条幅是直挂的长条字画。单幅的称单条，成组的称屏条。条幅又叫竖幅或立幅，是书法作品最常用的表现样式。它体取纵势，上下伸展，视觉感修长，在内容处理上一般首不空格，文不分段，句不加点，上下通贯，一气呵成。条幅常用的比例为三比一或四比一。

　　条幅落款有穷款、一行款、多行款之别，但都要遵循落款的基本规则，即字小于正文，不能超出正文长度，字体不能僭越正文字体（如隶书作品不能用篆书落款），要给印章留出适当位置等。

为了增加条幅这一形式的表现力，许多书家在章法形式的变化上做了可贵探索。如用几个折扇或团扇组合成条幅；也有用册页式、小斗方分段式组成条幅；也有将对联移植到条幅中，中间落款、两边款识；也有采用不同颜色的纸组合在一起以增强视觉冲击力……总之，无论怎样变化，只要新颖而不狂怪，都是值得提倡的。

单行样式包括独字和单行少字。一般字应大而醒目。落款最好能深化正文内涵，并在章法上要有错落，以得参差之美。（图 7-56 ~ 图 7-59）

分行样式有两行式、三行式、四行式、多行式及分段式等。（图 7-60 ~ 图 7-64）

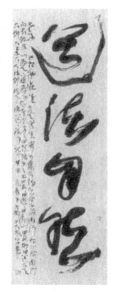
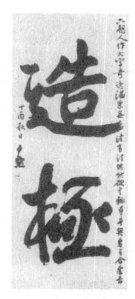

图 7-56　林散之条幅作品　　　　图 7-57　沈尹默条幅作品

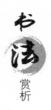

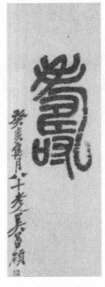

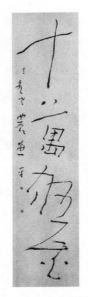

图 7-58　吴昌硕条幅作品　　　图 7-59　孙燕平条幅作品

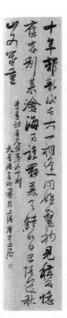

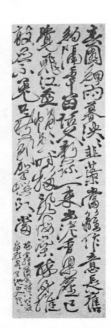

图 7-60　沈振荣条幅作品　　图 7-61　潘善助条幅作品　　图 7-62　徐渭条幅作品

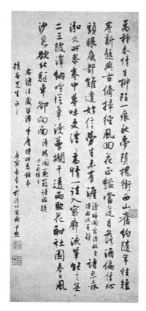

图 7-63　沈尹默条幅作品

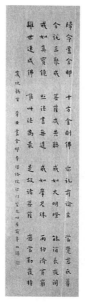

图 7-64　弘一条幅作品

九、屏条

　　屏条，简称屏，是书法的一种竖式形制，它又叫"一堂"，其意是一整套的意思。由于画身狭长，为四尺或五尺宣纸对开，故能装裱成屏条形式。屏条单独挂的称"条屏"（屏条），四幅并排悬挂的称"堂屏"或"四季（春、夏、秋、冬）屏"。亦有四幅以上，多至十二幅甚至十六幅紧挂相连，成双数的完整画面称"通景屏"或"通屏"。屏条流行于宋代，盛行于明清。它常悬挂在厅堂的正面或侧面墙上，也可按顺序分别挂在中堂的两侧。因此，屏条的条数应该成偶数。

　　组成屏条的诸条，内心的尺寸必须完全相同，每一条的宽和高的比例与条幅和楹联相仿。

　　从内容看，屏条可以分为两种。第一种是组成屏条的各条内容各自独立，甚至不是一位书家所书，字体也可以不同。第二种是屏条的内容是一个整体（一首诗或一篇文章、一组诗词）。

此外，还有一种屏条，不仅文字内容是一个整体，而且在装裱上，对每两条相接的地方，一概不加边，以保持整个作品浑然一体。这种形式南方叫海幔（又叫海幕），在北方叫作通景屏。这是屏条最常见的形式。（图7-65、图7-66）

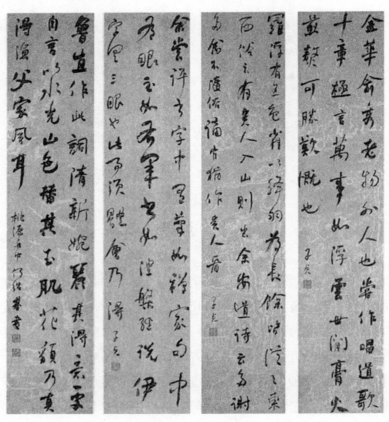

图7-65 何绍基屏条作品

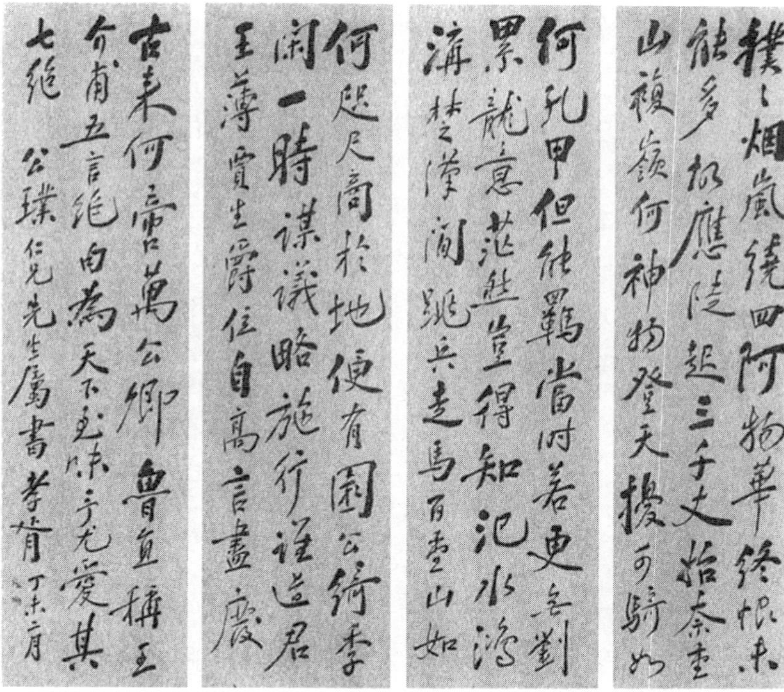

图 7-66 郑孝胥屏条作品

十、对联

对联，是传统文化之一，又称楹联或对子，是写在纸、布上或刻在竹子、木头、柱子上的对偶语句，是左右两条相对称的立幅合成的一种书法样式。

对联起源于"桃符"，因用途的不同，可分为春联、景胜联、修养联、行业联、婚联、寿联、挽联等。其内容系由诗词演变而来。对联由上联、下联构成。联语的字数长短皆可，常见的有四言对、五言对、六言对、七言对，最多如昆明大观楼长联多达数百字。最常用的对联为五言联和七言联。对联文字有严格的要求，上下联必须字数相同、句式对称、对仗工整、平仄协调，而且下联最后一字必须是平声。

对联可以使用各种字体，上下联的内心尺寸必须相同。宽度一般在30~50厘米，高度与宽度比为四比一以上。字数少的可写一行，字数多的可以写两行或多行。多字对联的写法有两种：一种是上下联都从右到左，称为"羽"字形；另一种是上联从右到左，下联从左到右，称为"门"字形或"龙门联"。以采用"门"字形的为多。

在悬挂对联时，上联居右，下联居左。

三言联因字少，所以正文宜略大。落款除了写在两侧，也可写在正文下面（图7-67）。

此外，还有四言、五言、六言、七言、多言等（图7-68~图7-72）。

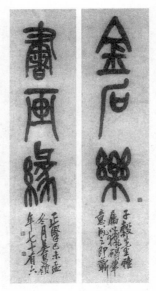

图 7-67　吴昌硕对联作品

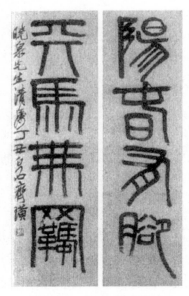

图 7-68　齐白石对联作品

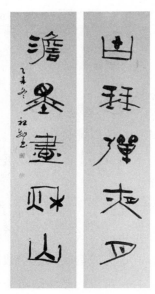

图 7-69　杨祖柏对联作品

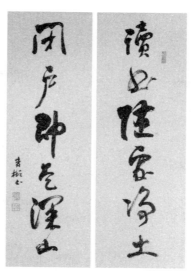

图 7-70 蔡贵彬对联作品

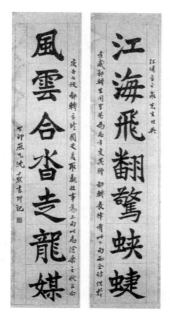

图 7-71 沈尹默对联作品

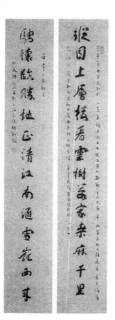

图 7-72 陆俨少对联作品

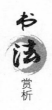

参考文献

1. 潘伯鹰 . 中国书法简论 . 上海：上海辞书出版社，2013.

2. 黄简 . 历代书法论文选 . 上海：上海书画出版社，1979.

3. 从文俊 . 书法史鉴 . 上海：上海书画出版社，2003.

4. 高等艺术院校《艺术概论》编著组 . 艺术概论 . 北京：文化艺术出版社，2004.

5. 祝敏申 . 大学书法 . 上海：复旦大学出版社：2012.

6. 邱振中 . 书法与绘画的相关性 . 北京：中国人民大学出版社，2014.

7. 任继愈 . 老子新译 . 上海：上海古籍出版社，1985.

8. 林散之 . 林散之笔谈书法 . 苏州：古吴轩出版社，1994.

9. 邱振中 . 书法艺术鉴赏语言 . 桂林：广西师范大学出版社，2008.

10. 邱振中 . 神居何所——从书法史到书法研究方法论 . 北京：中国人民大学出版社，2011.

11. 卢辅圣 . 书法生态论 . 上海：上海书画出版社，1992.

12. 上海师范学院中文系美学研究小组 . 美学资料集 .［出版者不详］.1981.

13. 黄宾虹研究会 . 墨海烟云——黄宾虹研究论文集 . 合肥：安徽美术出版社，1981.

14. 陆维钊 . 书法述要 . 杭州：浙江古籍出版社，1985.